腦科學家的
逆齡健康法

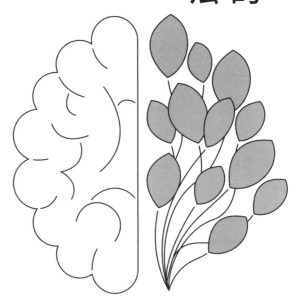

曾文毅 醫師 著

養腦，
不養老

管理腦健康，防止大腦老化

鴻海創辦人　郭台銘

　　我認識曾文毅教授已將近十年了，第一次遇到他是邀請他到鴻海科技集團員工大會演講，他說了句讓我印象深刻的話：「一個人發生失智前十五到二十年，大腦其實已經開始產生變化了。」從此以後，我開始接受曾教授所研發的腦齡檢查，已經做了好幾年，每次聽他跟我解說我的腦還算滿年輕的，我就放心許多。

　　曾教授畢業於清華大學核工系及台大醫學院醫學系，後負笈美國麻省理工學院，專研磁振造影理論，再將所學的帶回台灣，提升台灣的研究水平，就職於台大醫院影像醫學科的教授兼醫師，專研腦部磁振造影。三十年後，在他屆臨退休的時候，竟然又轉換跑道出來創業，想要將他的研究落實為預防失智的產品，為了學習美國灣區的創業經驗，六十五歲時再度負笈美國，在加州柏克萊大學參加為期三個月的創業加速器培訓計畫。他在人生正要開始養老的階段，願意跳出

舒適圈，走上艱辛的創業之路，實在令我驚訝、欽佩。我想他這個創業家的基因，也傳到他的兒子曾博恩身上，結果走出一條前人沒走過的道路，在台灣開創出單口喜劇事業。

近年來，我逐漸轉移重心到健康醫療產業上，我想利用台灣資通訊產業的優勢，製造出各種穿戴式裝置，蒐集每個人體內各種生理參數，長期累積下來就能建立健康大數據資料庫。這種健康資料庫一旦建立起來，就可運用人工智慧預測每個人罹患疾病的風險，再針對每個人對疾病的不同風險給予個人化的預防治療，這就是精準健康的觀念。這種觀念一旦普及到社會大眾，人類就有可能避免癌症、心血管疾病及失智症的侵害，人人都能健康的活到一百二十歲。我要特別一提的是，曾教授的腦齡檢查是測量腦健康的客觀數據，是每個中年以上的人管理腦健康、預防失智不可或缺的檢查項目。除了研發腦齡檢測技術之外，曾教授更研讀大量文獻書籍，了解防止大腦老化的最新方法，並且親自身體力行，維持自己的腦健康，最後再將這些知識與經驗分享在這本書上。每當我讀這本書時，就好像進入曾教授的思路當中，聽他娓娓道出大腦的神祕與奧妙之處，更使我知道該如何珍惜保護自己的腦。

解開大腦的奧祕

中央研究院院士、國立臺灣大學醫學院教授　楊泮池

　　我 2012 年第一次拜讀曾文毅教授發表在《Science》的一篇文章，是利用水分子擴散核磁共振造影可清楚呈現人類大腦的神經纖維束連結，本篇文章是一突破性的發現，也被《Science》雜誌放在封面，為之驚豔。還記得那時候的感覺，當時我深深覺得，腦科學特別是人類在腦的記憶、認知、智能、情緒等，各種功能有可能利用此新科技，了解其中的奧妙和運作機制及神經元的連結，以往腦科學的研究，很多都只能依靠動物實驗，特別是老鼠和果蠅，但是這些動物實驗實在不容易轉譯到人類。我一直覺得這研究是一個重大的突破，可以實際利用人類大腦的影像，了解其中的運作，並可以用於老化、失智及各種腦部疾病嚴重程度的評估，當時甚至想到，未來大腦各種手術及放射治療，應更「精準」，如果避開傷害這些神經纖維束的連結，一定可以更精準地得到更好的效果，並避免合併症的發生。

曾教授退休後，利用他的專長，繼續研發並推動腦影像的臨床應用，成立「上頂醫學影像科技公司」，期望將此技術能真正提供所有人使用並造福人類，解開人類腦老化及失智的最重要課題。

為了讓大眾能更了解大腦的功能及失智的原因，曾教授將其所學，用非常淺的文字完成本書《養腦，不養老：腦科學家的逆齡健康法》，深入淺出的揭開人類大腦的黑盒子，如何了解腦的年齡，如何了解失智，特別是根據 WHO 2030 年的估計，人類失智人口將超過 7,500 萬，實在比癌症更為可怕，如何趨吉避凶？曾教授將自己在腦醫學影像的專業研究，分享給大家，讓大家了解大腦老化真的是不可逆嗎？如何評估腦齡及腦的健康？哪些情況會加速大腦退化？包括心血管疾病、體重、睡眠不足，以及心靈創傷等。人類 40 歲以後，該如何搶救腦力衰退，永保大腦的青春？曾教授並在本書中提出一些實際的經驗，如何顧好血管、經由快走及有氧訓練，保持腦部健康？也提出一些飲食調整，包括 Omega-3 及維生素有助於增加大腦防禦力，減緩失智症的發生。

本書非常難得，是第一本科學家現身說法分享腦部保健的通俗作品，非常適合各種不同年齡及領域的人閱讀，了解人類大腦的奧祕，特為文推薦。

目錄

Chapter 1

當失智海嘯來襲，如何趨吉避凶？

Chapter 2

搶救腦力衰退，Hold 住腦青春

前言

當 MRI 遇見失智症，
點燃希望的火花

　　我在高中時第一次學到原子物理，覺得量子力學的觀念很有趣，大專聯考就將清華大學核工系填為第一志願。大學快畢業的時候，面臨了就業問題，我深感台灣地狹人稠又處於地震帶，再加上核輻射廢料的處理相當棘手，若有閃失可能危害萬年，因此決心轉換跑道。其他同學畢業後大多選擇去核電廠、台電上班，尤其台電的待遇相當優渥、前景一片光明，是人人稱羨的工作。

　　「有什麼職業是可以幫助人的呢？」當時我心想，醫師或許是個不錯的選擇，於是打開高中課本重新準備大學聯考，如願考上了高雄醫學大學牙醫系。到了大二，我看到第一屆學士後醫學系開始招生，又毅然決然地報考，順利地考上台大醫學院。雖然班上的同學普遍比我小了 5、6 歲，我也一

向不喜歡需要背誦的科目，但我發現自己的記憶力不錯，那些教科書上人體解剖學的拉丁文，很快就能夠熟記在心。

實習醫師訓練結束後，我希望能在醫學領域中善用過去所學的理工知識，於是進入台大醫院放射線科，接受住院醫師訓練。在我擔任住院醫師期間，磁振造影（Magnetic Resonance Imaging, MRI）檢查，剛剛在台灣問世。MRI 是一個很奇特的造影儀器，它利用磁場與電磁波的作用來產生影像，完全沒有輻射，非常安全。MRI 涉及核子物理和量子力學，與我的核工背景有關，我奉當時的科主任黃國茂教授之命去研讀 MRI 造影原理，並教導其他的醫師。在研讀過程當中，我發現 MRI 還有巨大的潛力尚未開發，未來對於醫學或相關研究將會有很大的貢獻。可惜，那時國內並沒有很好的研究所，於是住院醫師訓練結束後，我辭去了剛接任的主治醫師職務，舉家赴美深造。

1993 年，35 歲的我又重新踏入校園，進入麻省理工學院核工系的放射科學博士學程進修。因為必須通過十個科目的資格考才能入學，我不得不發憤讀書，課餘時間都泡在圖書館裡，從早上八點念到晚上十點。

　　我的博士論文是在哈佛大學醫學院凡偉登（Van Wedeen）教授指導下完成的，題目叫做「心室力學的 MRI 研究」，在研究過程當中，我和偉登教授共同研發出新的 MRI 技術來測量心臟肌肉纖維的紋理結構。畢業後，我繼續留在哈佛大學醫學院放射線科做博士後研究暨講師。但我始終沒有忘記自己來美國念書的使命，我結束了哈佛大學的講師工作回到台灣，在台大醫學院光電醫學研究中心（2015 年升格為醫療器材與醫學影像研究所）擔任教授，同時在台大醫院影像醫學部擔任主治醫師。

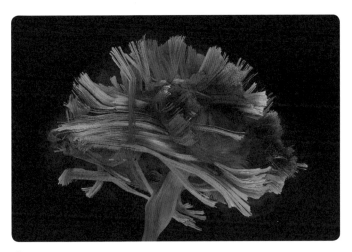

⬆ 由水分子擴散 MRI 可清楚呈現出大腦的神經纖維束。

從 1999 至 2020 年，我把全部精神都投注在研發 MRI 新技術來解決臨床重要的問題。其中著力最深的就是利用一種叫做「水分子擴散 MRI（Diffusion MRI）」的技術，來測量神經纖維的組成結構，並觀察神經纖維結構在神經退化性疾病，例如阿茲海默症（Alzheimer's disease）、巴金森氏症（Parkinson disease）、或是精神疾病，像是思覺失調症（Schizophrenia）、自閉症（Autism）所產生的異常變化。結果發現這些患者腦部的巨觀結構雖然沒有明顯的變化，但他們的神經纖維結構在疾病初期，就已經出現明顯的異常。

此時，我 87 歲的父親突然罹患大腿壞死性筋膜炎，醫院緊急安排了清瘡手術。由於範圍過大，總共做了五次清瘡，進出加護病房兩次，最後總算救回一命。但出院回家後他長期臥病在床，認知功能一年不如一年，在四年間從輕微失智迅速滑落到嚴重失智，最後因吸入性肺炎而撒手人寰。我想，如果他不是因病長期臥床的話，失智症應該不會進展得這麼快。所以，我開始思考如何將自己的研究成果落實為醫療產品，嘉惠更多醫師及患者。

2017 年 12 月，我與另兩位創辦人共同成立了上頂醫學影像公司，並於 2020 年 8 月從台大提早退休，與新創公司夥伴們一起打拚。我們公司的願景是「分析腦影像、透視腦健康」，而我們鎖定的第一個目標就是失智症，期望所開發的產品能協助醫師早期、客觀、準確地評估患者失智的狀態，並且協助進入高齡階段的人士能透過這些產品，管理自己的腦健康，預防失智。2022 年 2 月，65 歲的我又重新赴美，在加州柏克萊大學參加為期三個月的創業加速器培訓計畫，與小我 3、40 歲的年輕人一起學習如何創業。走在校園裡，三十年前在美國留學的回憶不斷湧上心頭，我很慶幸自己身體健康、頭腦清晰，仍然可以享受「銀青共創」的樂趣。

為了推廣「預防勝於治療」的觀念，我在許多演講場合中，以「大腦回春」為題，傳達大腦老化是可逆的科學知識，獲得了廣大的迴響。近年來，不少神經科學的研究紛紛指出，腦部老化是失智症最大的危險因子，而腦部的老化是由於眾多體內的激素因子，在長時間交互作用之下，改變了生理作用的結果，例如氧化作用、發炎反應、免疫系統失調、蛋白質生成失衡、溶小體失常等。而我們如何將生理功能調整正

常或維持在最佳狀態，其實是可以藉由健康的生活型態、飲食習慣及正向心理來達成的。腦神經年齡檢查，提供了客觀評估腦健康的測量方式，可以顯示大腦老化的程度，進而實行改善的介入措施。如果善用腦神經年齡檢查來管理腦健康，就能成功老化。即使年紀再長，頭腦仍然靈光，得以發揮熟齡的睿智，繼續在社會上貢獻一己之力。

我發現，我的親朋好友們對於腦科學大都一知半解，所以決定以出書的方式，幫助大家明瞭大腦為何會失智，以及如何使腦逆齡的方法。我深深期盼，有一天人類都能擺脫失智的威脅，邁向更健康幸福的美好未來。

Chapter 1

當失智海嘯來襲，
如何 趨吉 避凶？

失智症：
一場人類的無聲浩劫

💡 氣候變遷是人類不願面對的真相

1995 年，當我在美國麻省理工學院準備博士資格考的時候，看到一道考古題。題目是：「請說明溫室氣體如何使地球溫度升高。」

看到這道題目時我百思不解，不明白一名核工系的教授，為何會出這麼一道離我們很遙遠又與本業毫不相干的題目。2006 年，美國前副總統高爾（Al Gore）在 TED Talks 上發表了一場演講，題目是「不願面對的真相（*An Inconvenient Truth*）」[Gore, 2006]，指出近年來全球氣候急遽暖化，極端反常的氣候變化在世界各地不斷發生。罪魁禍首就是許多

工業國家為了獲得能源，發展經濟，不斷地燃燒煤炭及石化原料，使大氣層堆積了大量的二氧化碳氣體，破壞地表的散熱功能，形成溫室效應。因此，高爾呼籲各國政府與人民共同制定能源及環境政策，以綠能取代碳能，降低碳的排放量，才能遏止地球持續升溫。這時候，我才體認到那位核工系教授的高瞻遠矚。他早在三十年前就已預見，碳能經濟將會造成全球的溫室效應，使地球暖化，後患無窮。或許他認為核能終將起死回生，成為不可或缺的替代能源之一。

高爾的這場演講獲得極大的迴響，也有正反兩面的意見。贊成的一方大力推動減碳政策、能源轉型，因此有了 2015 年《巴黎協定》的產生，許多再生能源產業如雨後春筍般快速崛起，如電動車、風力發電、太陽能發電等。反對他的一方則認為全球暖化是地球小冰河時期來臨的自然現象，並非因過度燃放二氧化碳所造成的，因此拒絕採取任何減碳措施。此方的代表人物，則非美國前總統川普莫屬。高爾在 2017 年又發表了第二場演講，題目是「不願面對的真相續集：從真理到力量」（*An Inconvenient Sequel: Truth to Power*），回顧過去十年來，全世界因他的演講所做出的改

變。他知道反對的勢力依然強大，但他仍以堅定的信念、樂觀的態度，繼續宣揚減碳理念。此外，他鼓勵認同這個理念的人身體力行，並且善用民主機制，發揮公民力量，選出適當的民意代表，推動立法。讓政府聽進基層人民的聲音，進而形成具體的公共政策。

2022 年，距離高爾第一次演講已過了十七年的時間。過去這十七年來，地球極端氣候的現象不斷攀升，例如出現怪獸級颱風、破百年紀錄的豪雨或乾旱、急凍或高溫、北極冰層融解、海平面上升、亞馬遜森林面積縮小等，令人怵目驚心。看到 2020 年在澳洲持續半年的叢林大火，焚毀了約三個台灣面積的土地，燒死了近五億隻野生動物的報導，著實讓人心痛。

誠如氣象專家貝茨（Richard Betts）所言：「我們看到了未來全球平均升溫攝氏三度後世界的樣子，澳洲這場大火將會成為新常態。」如今，越來越多人支持高爾的論點，承認人類確實需要覺醒，做出改變，才能遏止一場生態浩劫的來臨。

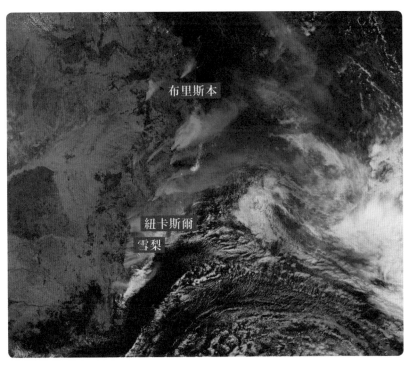

⬆ 澳洲草原野火延燒四個月，從衛星空拍都看得見。

💡 失智症是威脅人類健康的氣候變遷

　　我們已清楚看見過去幾十年來過度排碳及濫伐森林引起地球暖化的問題，像是蝴蝶效應一般，造成人類生存的危機。但人們常忽略了一件事：失智症猶如氣候變遷一樣，正在逐漸侵蝕每個人的生活和健康。

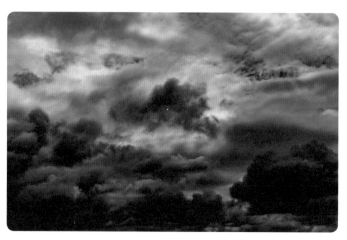

🔼 失智海嘯猶如人類健康的氣候變遷。

　　失智症其實是一種症狀群，而不是某個疾病的特定診斷。失智症患者的認知功能比一般人明顯低下，而且隨著年紀增

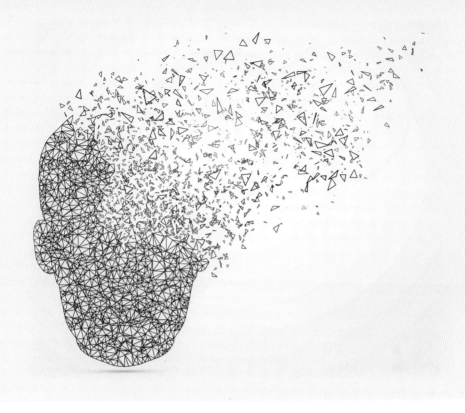

長，症狀越來越嚴重，影響到生活機能，甚至日常生活不能
自理，需要別人照顧。

　　失智症最大的危險因子，就是高齡。根據統計，80 歲以
上的長者之中，每七個人就有一個罹患失智症；90 歲以上
的長者之中，每兩個人就有一個罹患失智症。隨著高齡化社
會的來臨，失智症的人口也逐漸增加。根據世界衛生組織
（World Health Organization, WHO）統計，2015 年全球

罹患失智症的人口為五千萬人左右，而全球超過 60 歲的人口中，有 5.2% 的人是失智者 [WHO, 2019]。**到了 2030 年，全球失智症人口預計上升到八千萬人**。台灣的失智症人口在 2015 年約為二十五萬人，到了 2030 年將上升到四十萬人。以台灣照護一位失智者的成本估算，每年約 73 萬元左右；到了 2030 年，失智症的照護成本，每年高達 3000 億元，對於整個社會來説，將會是一個極沉重的負擔。

隨著人口快速老化，全球失智症人數持續上升，失智症已被世界衛生組織列為全球公共衛生的重大議題。為了挽救地球免受氣候變遷之害，我們都知道應從個人做起，擴大到社會以至國家，共同推動減碳、環保等措施。同樣的，想要挽救人類脫離失智海嘯之苦，也必須從個人做起，配合政府政策，一起著手努力。預防失智，必須在腦部尚未累積到不可逆的傷害前，採取有效的措施維護腦健康，避免失智症海嘯的衝擊，拖累許多家庭的經濟，甚至壓垮整個醫療照護體系。

在醫學發達的今天，我們對失智症仍無有效治癒的方法。由於它在腦中的變化，早在失智症發生前十五到二十年就已經開始，所以當今醫學及公衛專家都一致認為，想要防止失

智海嘯，需要大家共同努力建構一個失智防護資源網。

世界衛生組織以及八大工業國失智高峰會（G8 Dementia Summit）強調，增進腦健康的預防措施是防堵失智海嘯的重要防線 [Livingston, 2020]。換句話說，就是運用預防醫學的概念，在一個人尚未失智前，評估罹患失智的危險因子及保護因子，以藥物治療、食療、運動或改變生活型態等方式，來降低危險因子、提高保護因子，避免罹患失智症，或減輕失智的嚴重程度。目前臨床試驗的結論是，多管齊下且強度足夠的介入措施，對於具高危險因子的老年人或是有輕微認知缺損的患者來說，減緩他們的認知功能下降是有助益的。

有研究指出，**若能使失智症延後五年發生的話，將可在五十年內，降低 50% 的失智症盛行率**。為了要更進一步確認預防性介入的效果，芬蘭研究團隊已經啟動大型的跨國臨床試驗（Finnish Geriatric Intervention Study to Prevent Cognitive Impairment and Disability，簡稱 FINGER 計畫），研究介入措施的種類與劑量、實施的時間，以及能受惠的人群為何 [Kivipelto, 2018]。但是，能否能減少日後失智症的發生率，仍須長時間的追蹤來證實。

失智腦，
構造大不同

　　人腦是由約一千億個神經元細胞（Neuron），延伸出一百兆個突觸（Synapse）所組成的。這些細胞以軸突（Axon）互相連結，形成網絡系統來傳送訊號。而這些訊號以不同的形式傳送，就形成人腦不同的認知功能。所以，認知功能要維持正常的運作，腦神經結構的完整性是必要的。然而，隨著年紀老化，腦神經結構也不斷的退化，並且反應在認知功能的衰退上，例如記憶力減退、反應速度變慢、專注力變差等。

　　腦神經結構因年紀老化而產生的退化包括：神經元細胞凋零、神經軸突和包裹在軸突外面的髓鞘（Myelin sheath）破損，以及神經突觸數量減少。這些退化在正常老化過程中，

就可以觀察得到，只是有的人退化得比較快，有的人退化得比較慢。腦神經結構退化嚴重者會導致失智，輕微者則不盡然。前者的健康壽命比實際壽命來得短，意即他在過世前有一段時間已經失智，無法正常生活。而後者的健康壽命幾乎等於實際壽命，這才是真正健康完滿的人生，也就是所謂的「成功老化」。

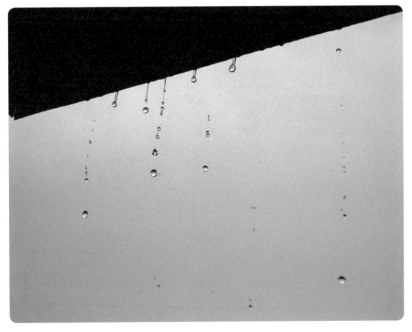

⬆ 失智症的腦就像漏水的屋頂。

我們都知道，失智和腦的退化是息息相關的。隨著年紀漸長，腦部結構自然不斷退化，認知功能也不斷衰退，為了擁有遠離失智、成功老化的人生，就要維持腦結構的健康完整。人腦宛如一個水桶，平時若不加以維護保養，隨著時間流逝就會逐漸斑剝龜裂，拿它來裝水，也會不斷的漏水。倘若此時才想到要彌補破口，因破洞太多，補不勝補。因此，重點在於桶子還沒破損之前，就應該加以維護，讓它經久耐用，進而遠離失智。

　　目前醫學上的說法是，失智的人是罹患某種神經退化性疾病，例如阿茲海默症（Alzheimer's disease）、血管性失智症（Vascular dementia）、額顳葉失智症（Frontotemporal dementia）、路易氏體失智症（Dementia with Lewy body）等造成的。這些疾病都與腦內堆積過量的異常蛋白，例如類澱粉蛋白斑塊（Amyloid plaques）或神經纖維糾結（Neurofibrillary tangles）有關。那麼，是不是這些異常蛋白堆積越多，就越容易失智呢？並不盡然。在有名的修女研究（Nun Study）當中發現，有的修女在大腦裡有很多異常蛋白堆積，卻沒有失智症狀；有的修女大腦裡有過量的異

常蛋白堆積，且有失智症狀 [Snowdon, 2003]。這到底是怎麼一回事呢？其實，**一個人會不會失智，是眾多危險因子與保護因子交互作用的結果**。而神經退化性疾病的異常蛋白，只是眾多危險因子裡的一項而已。所以，即使大腦有異常蛋白的堆積，只要有充分的保護因子，就能禁得起這些異常蛋白傷害的衝擊，仍有足夠的認知儲備（Cognitive reserve），去執行日常所需的認知功能，比較不容易失智。

失智症的危險因子、保護因子，對我們的生理影響。

危險因子	生理影響	保護因子	生理影響
失智基因	促進腦內異常蛋白產生	長壽基因	抑制腦內異常蛋白產生
貧乏的教育過程	神經可塑性低，認知儲備及韌性下降	豐富的教育過程	神經可塑性高，認知儲備及韌性充足
心理壓力過大	發炎反應增加，促進白質小血管病變	有效紓解壓力	發炎反應減少，抑制白質小血管病變
不健康飲食	發炎反應增加，抗氧化功能減少，腸道菌落分布失衡	健康飲食	抗發炎反應增加，抗氧化功能增加，腸道菌落分布均衡

（續前頁表）

危險因子	生理影響	保護因子	生理影響
不運動	發炎反應增加，促進白質小血管病變，神經滋養物質分泌減少，海馬迴體積萎縮	規律運動	抗發炎反應增加，抑制白質小血管病變，神經滋養物質分泌增加，海馬迴體積增大
睡眠品質差	腦內異常蛋白堆積	睡眠品質佳	腦內異常蛋白清除
抽菸及空氣污染	發炎反應增加	空氣新鮮	發炎反應減少
封閉獨居	神經可塑性低，認知儲備及韌性下降	社交活躍	神經可塑性高，認知儲備及韌性充足
不喜歡動腦遊戲，對新事物沒興趣	神經可塑性低，認知儲備及韌性下降	喜歡動腦遊戲，對新事物好奇	神經可塑性高，認知儲備及韌性充足
憂鬱厭世心態	發炎反應增加，促進白質小血管病變	正向積極心態	發炎反應減少，抑制白質小血管病變
血壓、血糖、血脂、體重不正常	發炎反應增加，促進白質小血管病變	血壓、血糖、血脂、體重正常	發炎反應減少，抑制白質小血管病變

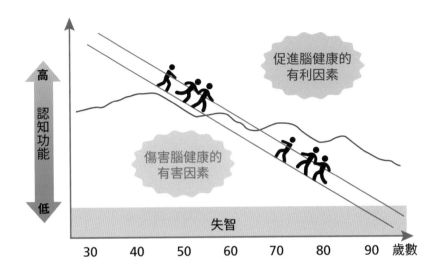

促進腦健康的
有利因素

傷害腦健康的
有害因素

高

認
知
功
能

低

失智

30　40　50　60　70　80　90　歲數

腦健康是危險因子及保護因子拔河的結果。

在醫學上，失智症的疾病診斷是根據臨床症狀、腦退化萎縮的區域和病理特徵來分類的。根據此準則分類的疾病診斷包括：阿茲海默症（占五、六成）、血管性失智（占兩成）、額顳葉失智症（占一成）、路易氏體失智症（占一成）。這些疾病各有特殊的臨床表現、腦部萎縮區域，以及病理切片的特徵。比方說阿茲海默症的特徵是病程緩慢，初期症狀是

記憶功能缺損，隨著病程進展，再逐漸影響到執行功能、情緒調控及語言等功能。此病在腦中的特徵是海馬迴及其附近腦區最早開始萎縮，隨著病程發展，逐漸擴展到顳葉、前額葉，最後才到頂葉、枕葉。阿茲海默症在病理切片下最有名的特徵，就是類澱粉蛋白斑塊及神經纖維糾結，這兩種異常蛋白到底是不是阿茲海默症的致病原因？到現在為止，腦科學家們仍不清楚。

過去三十年來，科學家一直認為類澱粉蛋白斑塊是阿茲海默症致病主因，此理論稱為「類澱粉蛋白假說」（Amyloid hypothesis）。但是，經過一連串針對清除類澱粉蛋白的臨床藥物試驗失敗後，許多人開始產生懷疑。另一方面，有些人懷疑臨床藥物試驗失敗的原因，可能是患者早在失智前十到十五年，腦內已經開始累積異常蛋白。所以應該趁大腦尚未達到不可逆傷害的時候治療才有效。

近年來，臨床醫師開始注意到失智患者的前驅症狀，例如：輕度知能障礙（Mild Cognitive Impairment, MCI）、主觀知能障礙（Subjective Cognitive Impairment, SCI）。

輕度知能障礙患者的失智程度尚未達到阿茲海默症的診斷標準，只是有部分的認知功能比一般正常人低。至於主觀知能障礙患者的認知功能甚至不亞於正常人，但是他們感覺自己的認知功能有明顯走下坡的趨勢。根據研究，這兩群人日後罹患失智症的機率遠高於健康者，算是高危險群。在台灣，這類患者估計約有七十五萬人，但是因為症狀輕微很容易被忽略，直到症狀嚴重時才去醫院檢查，往往為時已晚。目前，臨床上仍沒有一個檢查可以事先偵測出這些隱性的失智症患者，所以無法達到早期診斷、早期治療的目標。

失智患者絕大多數是老年人，他們的大腦很可能同時有異常蛋白、缺氧和老化的現象存在。換句話說，只針對異常蛋白治療，而忽略矯正其他因素，可能是治療的盲點。以預防醫學的角度來防止失智，對象更應該推廣到健康族群。此時的治療重點就轉移到如何強化腦健康，例如減少氧化壓力（Oxidative stress）、降低大腦神經發炎（Neuroinflammation）、促進神經可塑性（Neuroplasticity）、增加神經滋養物質（Neurotrophic substance）等標的，而不是使用治療失智症藥物。這個概念在後新冠時代蔓延的今天更顯著。2019 年

12 月，新冠肺炎自中國武漢爆發，席捲全人類，造成全球大流行。直到 2022 年 10 月，全世界已有將近六億人確診，近六百五十萬人死亡。有不少人在感染一段時間後，仍感到有「腦霧」症狀，例如記憶力退步、專注力渙散、反應遲鈍。最近科學家針對這群患者的臨床資料做了大規模的整理分析，結論是這些神經症狀不大可能是新冠病毒直接入侵腦部所造成的 [Spudich, 2022]。他們推論應該是感染新冠病毒之後，身體處在慢性發炎的狀態下，才造成「腦霧」的各種症狀。科學家擔心這種慢性發炎的後遺症，可能使受到感染的人更容易罹患神經退化性疾病，進而造成新一波的失智海嘯。

大腦的健康狀態，決定了一個人是否走在失智或是成功老化的道路上。想要趨吉避凶，達到強化腦健康的因應之道，就要提高腦神經的保護因子，降低風險因子，進而達到遠離失智、健康老化的目標。

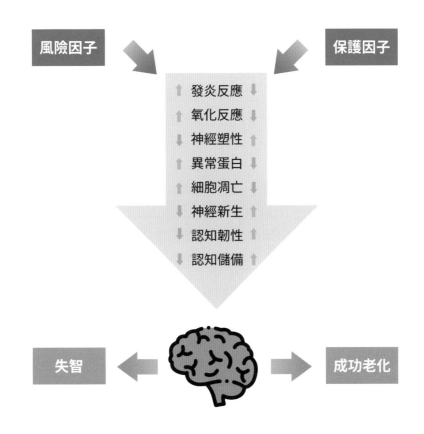

各種風險因子與保護因子，透過不同的生理機制，改變腦部結構與功能。

失智觀測站：
三大風險因子

　　衛福部統計，民國 110 年的國人死因之中，心臟病占據第二名。我們都知道，要避免心肌梗塞或腦中風，就要控制血壓、血糖、血脂、體重、腰圍，不抽菸、不酗酒、經常運動，必要時做冠狀動脈或頸動脈的影像檢查。同樣的道理，要避免失智，也要了解有哪些失智的危險因子，做好預防措施。失智的危險因子有哪些呢？大致分為三類：一、心血管危險因子 (Cardiovascular factors)；二、生活型態 (Lifestyle)；三、基因型 (Genotype)。

💡 一、心血管危險因子

　　芬蘭的 FINGER 團隊曾經針對 40 到 65 歲的中年族群，設計了一項問卷（Cardiovascular Risk Factors, Ageing And

Dementia，簡稱 CAIDE) [Kivipelto, 2018]，並追蹤受試者二十年後罹患失智症的比例。這項問卷包含七個項目：年齡、教育程度、性別、血壓、身體質量指數（BMI）、總膽固醇及運動。根據實際狀況給予 0 到 4 分不等，總分是 15 分，分數越高，風險值就越高。

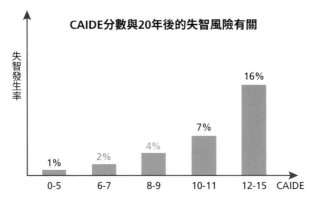

CAIDE分數與20年後的失智風險有關

危險因子		分數	危險因子		分數
年齡	<47 歲	0	教育	≧ 10 年	0
	47-53 歲	3		7-9 年	2
	>53 歲	4		<7 年	3
性別	女	0	血壓	≦ 140 mmHg	0
	男	1		> 140 mmHg	2
BMI	≦ 30 kg/m^2	0	總膽固醇	≦ 230 mg/dL	0
	> 30 kg/m^2	2		> 230 mg/dL	2
規律運動	有	0			
	無	1			

⬆ CAIDE 分數級距與日後罹患失智症的發生率。

結果發現，中年時的 CAIDE 分數越高，二十年後罹患失智症的比例也越高。比如說 CAIDE 分數在 12 到 15 分之間的人，二十年後罹患失智症的比例是 16%，而 0 到 5 分的人，則是 1% 而已。

二、生活型態

英國倫敦大學團隊使用統計方法，分析各族群的生活型態問卷資料，算出每項生活型態因子促使失智發生的影響係數（Population Attributable Fractions, PAF）[Mukadam, 2019]。結果歸納出九個具有重要影響性的生活型態因子，包括：孩童時期的教育不足，中年時期失聰、高血壓、肥胖、老年時期抽菸、糖尿病、憂鬱症、離群索居、少運動等。PAF 值所代表的意義是，如果這些危險因子能予以矯正的話，在高度開發國家有 35% 的患者可免於失智，而在低開發國家則有高達 55% 的患者免於失智。

著名國際期刊《柳葉刀》（Lancet）委員會在 2020 年發表了全球失智預防、介入和照護的報告 [Livingston, 2020]，

除了 Mukadam 的九項危險因子之外，根據新的調查資料再加上三項，包括過度飲酒、頭部遭受創傷及空氣汙染。綜合他們所統計的十二項危險因子，可以解釋 40% 的全球失智症發生率，而剩下的 60% 可能是來自基因、環境，或兩者交互作用的影響。

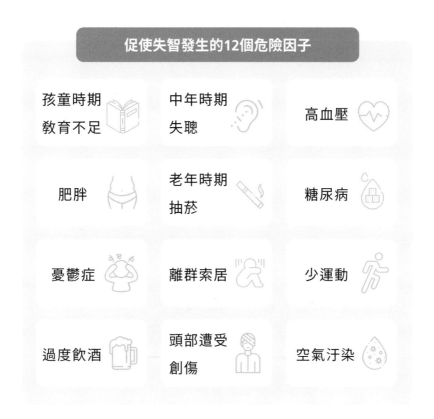

促使失智發生的12個危險因子

孩童時期教育不足	中年時期失聰	高血壓
肥胖	老年時期抽菸	糖尿病
憂鬱症	離群索居	少運動
過度飲酒	頭部遭受創傷	空氣汙染

三、家族史

我們可以從雙親是否有罹患失智的疾病史，得知自己是否有遺傳傾向。更明確的做法是，檢測自己的基因型。其中，APOE 基因型最具指標性。APOE 基因型是由 ε2、ε3、ε4這三個等位基因（Allele）互相配對而成的，包含六種配對方式的基因型：ε2/ε2、ε2/ε3、ε2/ε4、ε3/ε3、ε3/ε4、ε4/ε4。其中，ε2/ε4、 ε3/ε4、ε4/ε4 這三種基因型比起 ε3/ε3 有較高的失智風險。特別是 APOE ε4/ε4，日後罹患失智症的風險，比起未攜帶 ε4 基因型的人要高出十到三十倍。

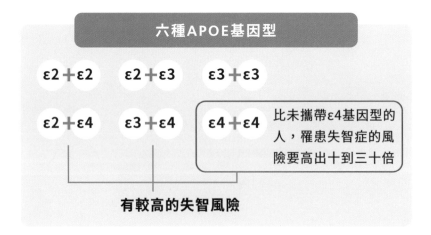

六種APOE基因型

ε2＋ε2　　ε2＋ε3　　ε3＋ε3

ε2＋ε4　　ε3＋ε4　　ε4＋ε4　　比未攜帶ε4基因型的人，罹患失智症的風險要高出十到三十倍

有較高的失智風險

　　基因是天生的，我們無法改變它。但是，英國艾克瑟大學的研究人員根據十九萬人的基因型、生活型態與發生失智的資料做比較，發現基因型與生活型態會影響失智的發生率 [Lourida, 2019]。尤其是高危險基因型合併生活型態不佳的失智發生率，明顯高於低危險基因型合併良好生活型態。值得注意的是，在高危險基因型當中，有良好生活型態者比生活型態不佳者，失智發生率較低。所以，即使有高危險的基因型，仍能透過適當的介入，優化生活型態來降低失智風險。

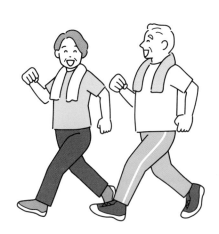

揭開你的過去、現在與未來的黑盒子：
腦齡差

　　除了以上三類危險因子之外，近十年來有一種新興技術，叫做腦齡預測（Brain age prediction），可供評估失智風險。這種技術是利用大量的腦影像資料，經過機器學習的訓練，建立腦年齡的預測模型。有了此模型之後，就可以拿來預測任何個人腦影像所呈現的腦齡。就像膚齡、骨齡一樣，每個人測出來的腦齡不一定跟本人的實際年齡一樣。

　　腦齡減去實際年齡叫做腦齡差（Brain age gap）。腦齡差大於零，代表大腦比實際年齡還老；反之，腦齡差小於零，代表大腦比實際年齡還年輕。所以，腦齡差可以顯示大腦的健康狀態。

腦年齡和身分證年齡之間的關係

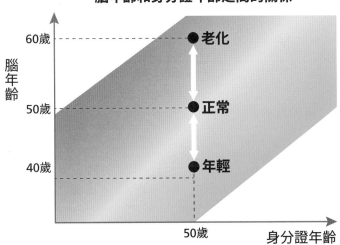

腦齡差和身分證年齡之間的關係

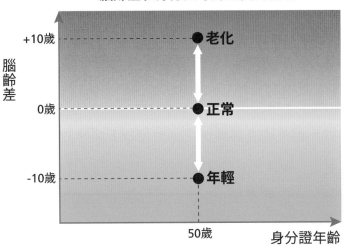

俗話説：「凡走過必留下痕跡」，而大腦就是記錄這個痕跡的黑盒子。許多研究發現，腦齡差與一個人過去的成長軌跡、生活型態、健康狀態都息息相關。加拿大康克迪大學研究了三百三十一位 19 到 79 歲的健康者，發現腦齡差與教育程度以及過去的運動量有關 [Steffener, 2016]。

英國國王學院研究一萬四千七百零一位 45 到 75 歲的健康者，發現腦齡差與高血壓、中風、糖尿病或抽菸、酗酒等生活習慣有關。愛爾蘭三一學院發現，腦齡差也與認知功能相關，包括處理速度、視覺專注力、認知彈性、語言流暢度等，都有影響 [Boyle, 2021]。值得注意的是，美國杜克大學研究了八百六十九位同樣是 45 歲的中年人，發現腦齡差比較大者，他們在幼年時的認知功能也比較差 [Elliott, 2021]。此外，這些人從幼年到中年時期的認知功能，以及全身退化的速度也比較快。不僅是健康者，連一些罹患精神疾病、腦部疾病或系統性疾病的患者，也會呈現腦齡差過高的現象。例如思覺失調症、躁鬱症、輕度知能障礙、失智症、多發性硬化症、癲癇症、肥胖症、糖尿病、頭部創傷等。由此可見，腦齡差不只是呈現當下的健康狀態，也反映出一個人過去所累積的種種生活經驗 [Cole, 2017]。

近來有不少研究發現腦齡差越大的人，日後發生失智的機率也越高。荷蘭伊拉斯大學研究了三千六百八十八位平均 66 歲的健康老人，算出每個人的腦齡差，再根據他們的腦齡差大小分成五組 [Wang, 2019]。追蹤之後，他們發現腦齡差最大的組別，十年後發生失智症的機率，比腦齡差最小組別多了將近三倍（15%：6%）。德國耶拿大學研究了一百九十五位罹患輕度知能障礙患者，算出每個人的腦齡差，再按腦齡差大小分成四組 [Gaser, 2013]。

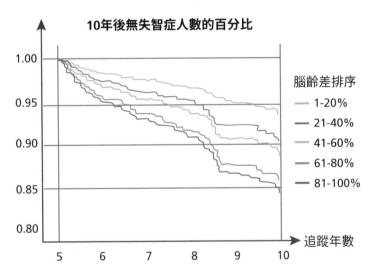

🔼 健康老人的腦齡差大（紅線）或腦齡差小（綠線），日後罹患失智症的機率也不同。

經過三年的追蹤後,他們發現腦齡差最小的組別,轉變成阿茲海默症的機率最小(40%);反之,腦齡差最大的組別,轉變成阿茲海默症的機率也最大(90%)。上頂醫學的研發團隊使用腦齡差分析一筆世代追蹤的資料,發現腦齡差不但可區分失智的嚴重程度,也能預測認知功能同樣正常的一群人,三年後罹患失智症的風險 [Tseng, 2022]。換句話說,即使認知功能同樣正常,腦齡差退化越大者,未來罹患失智症的風險也越高。**腦齡差不只跟我們的大腦健康息息相關,更有研究指出,它跟一個人因疾病死亡的機率也有關聯** [Cole, 2018]。因此,腦齡差儼然成為評估一個人的整體健康,尤其是預測未來失智風險的新指標。

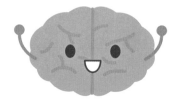

從腦年齡

透視大腦健康

　　由於醫療的進步與健康意識的抬頭，使得人類的平均壽命逐漸升高，高齡化的社會也隨之到來。國際上將 65 歲以上者定義為老年人，並根據老年人口占總人口比率，稱之為高齡化社會（7%）、高齡社會（14%）及超高齡社會（20%）。國家發展委員會調查，台灣已於 1993 年成為高齡化社會，2018 年轉變為高齡社會，推估將於 2025 年邁入超高齡社會。台灣老年人口正往快速高齡化發展，2020 年，超高齡的 85 歲以上人口占老年人口的十分之一（10.7%），到了 2070 年，推估將增加到四分之一（27.4%）。

腦年齡和身分證年齡之間的關係

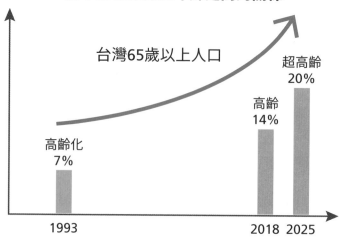

台灣65歲以上人口

高齡化
7%

高齡
14%

超高齡
20%

1993 　　　　　2018 2025

台灣老人失智比例

失智比例八十歲以上

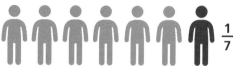

$\frac{1}{7}$

失智比例九十歲以上

$\frac{1}{2}$

在高齡化社會到來的同時，我們也面臨了新的議題與挑戰，例如社會長期照護和老年福利問題。老化伴隨著認知功能下降，或是神經退化性疾病的發生。面對這些難題，科學家與臨床醫師需要研發新的方法，以偵測、診斷、追蹤大腦老化的程度，才能達到及早診斷與及早介入的目標。若能在個體老化上得到良好照顧，那麼，整體社會中的老年世代也會有更好的生活品質，以及更愜意的晚年時光。

人體老化的過程在生物學上可說相當複雜，通常會帶來一些負面影響，而這些影響，存在著人與人之間的差異。此異質化（Heterogeneity）的原因在於個體的組織、器官與系統會因內在或外在生理因素，對老化的反應與回饋有所不同，所以，一個人的生理年齡可能與實際年齡產生差異，而這樣的推論促使科學家們著手開發量化生理年齡的生物指標（Biomarker）。

生理年齡，又稱生物年齡（Biological age），在老化進程的概念中，可能會因不同的內在條件（例如基因、心血管因子）或外在條件（例如生活型態、飲食、環境等因子）

而和實際年齡有所差異。大腦的生理年齡，稱之為腦年齡
（Brain age），可作為反映大腦完整性和年齡退化風險的
指標。

　我們從過往的科學文獻得知，身體老化會導致大腦結構和
功能發生顯著變化，使得認知能力下降，以及增加神經退化
性疾病發生的風險，最後造成老化負面影響的主要來源。隨
著年齡的增長，從大腦結構特徵的變化也可以看出個體之間
的差異性。舉例而言，雖然健康族群的大腦總容量、皮質
（Cortex）厚度和白質（White matter）等生物特徵，隨著
老化進程的軌跡，大致上已從科學研究中確定。不過，單一
個體的表現可能與平均值存在差異，因此，科學家認為由一
個人的大腦結構特徵所量化的腦年齡，其偏離健康的大腦老
化軌跡程度，可能反映出潛在的異常生物警訊，並與認知老
化或神經退化疾病風險有關。所以，開發並應用可靠的腦年
齡生物標記，具有臨床研究的價值。

如何計算腦年齡

　　科技的發展日新月異，使得神經影像學日趨成熟，利用磁振造影（MRI）的技術可以快速有效地擷取大腦的結構或功能性神經影像資訊，同時結合人工智慧與機器學習技術，從複雜的生物資訊中尋找與年齡相關的特徵變化，以此估計和預測一個人的大腦生物年齡。

　　究竟，要如何量測腦年齡呢？

　　基本上，腦年齡屬於一種假想的生物年齡，以現行定義腦年齡的方式來說，並沒有所謂真實的腦年齡。科學家們透過以往的神經科學研究，了解到老化過程中個體之間存有些許差異，若以接近人口構成族群的大量樣本來做觀測，大腦老化的特徵模式有其特定軌跡與一致性。

因此，在量測個體的腦年齡之前，科學家訂立下了一個基本假設：「一個健康正常老化的族群，其腦年齡會趨近於實際年齡的軌跡」。基於這個假設，我們從被評為正常健康族群的樣本中蒐集神經影像資料，並建立大型資料庫與數據，對大腦結構和其功能進行多方精確可靠的量測，以及研究健康正常老化族群在老化軌跡之下，大腦的結構特徵，最後應用機器學習技術，建立腦年齡預測模型。

腦年齡預測分析的標準流程，主要包含：（1）腦影像的擷取與蒐集、（2）影像前處理、（3）腦年齡模型建立、（4）模型驗證、（5）模型推論。

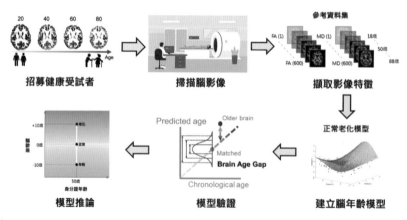

🔼 腦年齡預測分析的標準流程

■ （1）腦影像的擷取與蒐集

如上述所言，我們是透過一群被定義為健康正常族群的大量腦影像為標準來建立腦年齡預測的基準，所以在進行資料擷取時，必須要對受測者來源進行評估，以確立模型是有效的。然而，目前的腦年齡研究並未對健康正常族群的定義有所共識，所以我們採用劍橋大學老化與神經科學中心（The Cambridge Centre for Ageing and Neuroscience, CamCAN）所提供的認知健康族群標準。

認知健康族群的定義，基本上包含五個面向：第一類為認知完善與健康條件，受測者必須符合簡易認知功能測驗的評估，且不能有明顯的記憶功能缺失。第二類為溝通能力完善條件，受測者必須有良好的語言表達、視覺與聽覺能力。第三類為健康完善條件，受測者必須未被診斷，或不能具有潛在的神經退化性疾病、精神失調、癌症、中風、大腦損傷、做過大腦手術、未受控制的心血管疾病、慢性代謝性疾病，以及感染等問題。第四類為物質使用條件，受測者不能有濫用物質的情況，例如酒精成癮、藥物成癮、菸癮等狀況。第五類為醫學檢查面向，包含受測者必須能夠良好地進行醫學

影像與其他相關的醫療檢測。

　　接下來，我們擷取並蒐集這些認知健康族群受測者的腦影像作為資料樣本，再進行後續的分析。而腦影像的種類，通常會選用臨床或研究上常用的造影程序，例如 T1 加權影像（T1-weighted imaging）或是擴散磁振影像（Diffusion MRI）等，不同的影像種類，代表著不同層面的腦結構特徵，而這些特徵會影響估算出的腦年齡所代表的意義。比方說藉由大腦灰質（Gray matter）的體積與皮質厚度所建立的腦年齡模型，代表灰質結構特徵在老化上的進程，也反映出神經元在巨觀形態學中的變化模式。另一方面，利用擴散磁振影像量化得到的大腦白質完整性資訊所建立的腦年齡模型，則反映大腦神經束與神經網絡的微結構變化模式。科學家會針對不同的科學或醫學問題，選擇適合的影像種類，設計出代表特定生理意義的腦年齡預測模型。

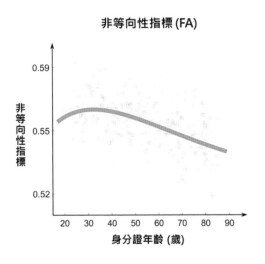

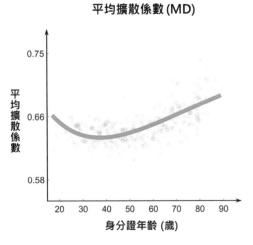

🔵 藉由擴散磁振影像所量化的大腦神經束白質微結構指標，伴隨身分證
年齡的跨世代變化。

■ （2）影像前處理

影像前處理是為了從神經影像的原始資料中，獲得有生理意義或是與老化有關的生物影像特徵。基本上，影像前處理的步驟與方式相當多，且沒有一定的採用標準，所以會根據開發者的需求而有所變化，但大致來說，會依後續使用的腦年齡預測模型設計而加以調整。舉例而言，若科學家想要透過大腦灰質體積的變化來進行腦年齡模型的建立，首先會蒐集健康族群的大腦 T1 加權影像，然後將 T1 加權影像進行影像分割（Segmentation）、影像空間對位（Spatial registration）等操作，使個案的腦影像可以投射，並對應至神經科學界所定義的標準腦影像空間。在這個標準腦影像空間中存有已經定義的解剖座標，比方說各個大腦解剖區域的所在位置，然後透過影像座標取樣的方式，估計大腦灰質組織的體積，像是大腦前額葉（Prefrontal lobe）、海馬迴（Hippocampus）、顳葉（Temporal lobe）等。

經過一系列的影像前處理後，我們可以得到個案大腦灰質的體積資訊，稱之為特徵值（Feature），作為後續腦年齡模型建立所需的資料來源。值得注意的是，不同的影像來源

與處理程序會產生不同的大腦結構特徵值，它們代表不同的生理意義，也會連帶影響後續計算腦年齡所展現的大腦老化生物意涵。

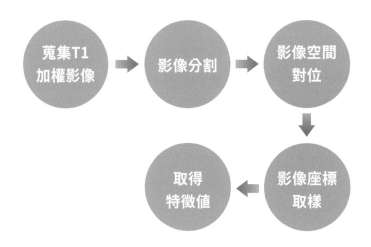

■　（3）腦年齡模型建立

　　腦年齡預測模型的概念是將腦影像結構的特徵值作為模型輸入的資料，而輸出端則為腦年齡。這樣的處理在統計學上稱之為迴歸（Regression）模型，用以估計並預測連續型變數（係指資料的分布為連續型，例如年齡、氣溫、體重等，對比連續型變數的型態，稱之為離散型變數，例如性

別）。迴歸模型在機器學習的領域中被歸類為監督式學習（Supervised learning）的一環，表示我們提供演算法中每筆輸入值其相對應輸出值的正確答案，好讓它可以從中學習，並找出連接輸入值與輸出值之間的特性模式。

模型輸入端的資料稱之為預測變數（Predictor），而輸出端對應的資料稱之為反應變數（Response）。在建立腦年齡模型過程中，我們已知健康族群樣本的實際年齡，將它作為模型輸出端的正確答案（即反應變數）。我們假設健康族群的老化模式，其腦年齡會趨近於實際年齡。其次，我們把這些影像特徵與其他人口學常用資訊，例如性別作為預測變數，而實際年齡則作為反應變數，將資料組合套入機器學習演算法中執行模型訓練（Model training）。這些用來執行模型訓練的樣本稱為訓練集（Training set），作為機器學習使用的資料來源。而通常在執行上，我們會再將一小部分的訓練集切割出來，作為驗證集（Validation set）。目的在於避免機器學習在訓練的過程中產生過擬合（Over-fitting）的現象。過擬合現象是指在建立模型的過程中，過度緊密或精確地匹配特定訓練資料集，導致無法合適地應用於其他資

料的估計，或預測未來的觀測值。

　　在腦年齡預測的命題中，通常較少使用傳統統計方式來進行估計，因為傳統統計方式通常是藉由統計參數的線性估計進行推論，然而神經影像學的特徵值往往具備高維度的資料特性（意指資料的變數數量過多，故在統計的抽象資料空間中處於一個高維度的狀態），會產生統計學上的維度災難現象（Curse of dimensionality），這是一種統計估計上的問題。當變數維度升高，數據在資料空間中會呈現指數性地稀疏分布，進而導致參數估計發生偏誤。因此，在現代的腦年齡預測技術中，機器學習的技法往往成為最佳首選，藉由非線性估計以及高階最佳化演算法的支持，使腦年齡預測可以取得相當滿意的準確性。應用於迴歸問題處理的機器學習方法相當多元，包含支持向量機（Support vector machine）、高斯過程迴歸（Gaussian process regression）、集成學習（Ensemble learning）等，以及基於深度學習的迴歸技術。每種技術有其相應的使用時機與計算的優缺點，無法以單一面向評斷哪一種技術是最好的演算法。舉例來說，若我們使用神經影像學的造影與分析技術，擷取出包含大腦結構特徵的資

料數值，再搭配具有高維度資料擬合特性的技術，像是高斯過程迴歸等機器學習方式，即可同時結合領域知識（Domain knowledge），並取得不錯的預測成效。另一方面，我們也可以將神經影像進行簡單的初步加工後，作為影像資料代入深度卷積神經網路等深度學習技法，讓電腦自我探索出迴歸模型的最佳參數。從自動化角度來看，以深度學習方式得到的腦年齡預測模型有其優勢，但若需要醫學上的可解釋性（Interpretability），則結合領域分析技術以及機器學習技法的方案，或許更有應用價值。

■ **（4）模型驗證**

模型建立完成後，我們從原本訓練集中分割出的驗證集，計算模型訓練時的準確成效。在腦年齡的迴歸預測命題上，評估模型預測好壞，常用的指標為皮爾森相關係數（Pearson correlation coefficient），以及平均絕對誤差（Mean absolute error, MAE）。前者為評估模型得到的預測年齡與實際年齡之間的線性相關性，數值越接近1，表示預測效果越好；而後者為評估預測年齡與實際年齡之間的絕對誤差，理論上越接近於 0 越好。考量神經影像學上的測量誤差與生物上個體

異質性的影響，且預測年齡區間橫跨六十年以上，群體上的平均絕對誤差在 5 歲以內已經算是相當不錯的預測成效。

驗證集評估完畢後，在實作上，通常會再將模型應用於全新的獨立個體資料集，我們稱之為測試集（Test set），這些獨立個體也是來自於定義為認知健全的資料群體，透過模型的測試，可以藉此評估模型對於未來個案預測時的通用性（Generalizability）。

除了上述提到的模型評估，在實際操作上，往往會遇到年齡相關的統計偏誤問題（Age-related bias），這意味著模型在不同的年齡區間上會有不同的預測誤差產生。目前被認為是現行機器學習的經典算法，往往使用平均值進行初步估計，所以資料的非高斯性質的分布會導致此偏差。另外，也有可能是因為預測變數的不確定性（Uncertainty），在和反應變數之間進行建模時，會產生誤差傳遞。這樣的統計偏誤需透過第二階段的建模來降低其影響，例如透過常模（Normative model）的建立，將腦年齡的比較基準進行轉換。此外，在模型應用至實際場域之前，需要考

量模型應用時的可重複測量性（Repeatability）與再現性（Reproducibility）等評估，並且需考量神經影像學在造影過程中的影像品質，方能確保腦齡預測模型在新的個案中，有足夠的水準進行預測。

　　腦年齡模型在經過建立、驗證與測試後，即可至實際場域進行應用。一個新的個案，其腦影像會經過影像的前處理，取得其腦影像特徵值，之後代入建立好的腦齡預測模型，得到個體的大腦預測年齡。而預測年齡和實際年齡之間的差異稱為腦齡差，量化了個體大腦老化的幅度。例如，實際年齡為 60 歲的個案，其腦齡差為 +5 歲，他在健康族群老化的軌跡下顯示出的模式，就是 65 歲的老化狀態。

　　上頂醫學影像公司按照這個流程建立了自己的腦齡模型。我們用五百三十七位健康受試者的腦神經影像當成訓練集，做出一個腦齡預測模型。然後用此模型預測另外四十位健康受試者（測試集）的腦神經影像資料，再預測每位受試者的腦齡差。這些人的腦齡差叫做平均絕對誤差，代表此預測模型的準確度。這個模型的平均絕對誤差是 4.32 歲，與當今世

界上頂尖團隊所建立的模型不相上下。從這個平均絕對誤差也可理解到，每個人腦齡的正常誤差範圍是 4.32 歲。一般來說，以此模型算出來的腦齡差，在正負 5 歲之間都屬正常。

■ （5）模型推論

現今腦年齡科學研究的主流是利用大腦的磁振造影數據，結合機器學習進行統計迴歸分析。透過學習大腦結構資訊，和其在健康族群訓練集中的實際年齡之間的空間模式，以達到腦年齡常模化的建構，並應用至新的個案，進行腦年齡的推論預測。在一些探討成年時期以前（兒童與青少年期）與以後（青壯年至老年期）的神經科學研究中發現，成年時期以前的腦結構變化較為明顯，且個體之間較為一致。在兒童與青少年時期，其腦年齡預測誤差可以小於 1 歲以下，而成年時期後，約莫在 20 到 40 歲左右；此時大腦的整體結構處於巔峰狀態的高原期，其後會隨著老化漸進式地衰退。腦年齡預測的任務正是尋找在正常老化下的腦結構變化模式，並且應用於新的個案進行比對，檢測其老化模式是否偏離了常軌。

腦年齡的偏差通常是藉由計算個體預測的腦年齡，減去

自身實際年齡或同族群的腦年齡而得到。腦齡差代表著大腦隨著老化進程推移的動態指標，若在單一時間點上高於相對應的自身實際年齡或同族群腦年齡，則表示「過老化」（Premature aging）的現象。若腦年齡的正偏差隨時間越來越大，則潛在反映出「加速老化」（Accelerated aging）的現象。相反地，若腦齡差為負值，表示大腦老化的速度可能有減緩的情況。

以老年醫學與神經科學的角度而言，老化較快的大腦意味著罹患神經退化性疾病或認知相關異常的風險增加。而預測腦年齡的技術，正是為了探索大腦在正常衰老過程中如何變化，以及神經相關疾病如何與老化現象相互作用，提供了一種新的量化方法。更重要的是，腦年齡可以作為大腦老化進程中的個體化生物標記，提供大腦的健康評估。這樣的腦年齡定位，凸顯個體在正常老化分布下的軌跡，可以達到精準醫療的成效。因此，結合機器學習與尖端神經影像學的腦年齡預測技術，提供了大腦健康評估強而有力的解決方案。

腦年齡的研究：
思覺失調症、失智症、
正常老化

　　結合 MRI 腦影像及人工智慧來預測腦年齡的技術，肇始於 2010 年由法蘭克（Frank）率先發表的研究 [Frank, 2010]，這十年來逐漸受到學術界的重視。因為腦齡在不同的神經疾病或精神疾病患者之中都呈現過老的現象，且腦齡與疾病症狀或病程變化有不可忽視的相關性，被視為極具潛力的臨床指標。

　　2016 年，我發現腦年齡結合 MRI 及人工智慧（Artificial intelligence, AI）的優勢，能突破現今腦影像在臨床應用的

瓶頸，提供個別化的量化指標，用來評估和追蹤個人的腦健康狀態，於是帶領我的研究團隊著手進行研究。

我們建立了獨特的腦齡預測模型，為什麼說它獨特呢？因為世界上絕大部分的研究團隊都是使用 MRI 的 T1 加權影像來建立腦齡模型，這種模型是根據腦部灰質結構，隨著年齡的萎縮來建立的。而我們是採用水分子擴散技術的 MRI 資料，根據腦部白質神經纖維結構隨年齡的損壞來建立模型。優勢是根據我們的研究，它比較側重腦神經連結的退化，對於腦齡老化的程度與臨床症狀或認知功能的退化，比灰質腦齡更具關聯性。以下列舉幾個我們所做的腦齡研究結果，來做進一步說明。

一、思覺失調症的腦齡研究

俗話說：「天才與白痴往往只有一線之隔」，其實歷史上很多有名的天才也是思覺失調症患者，例如荷蘭畫家梵谷、美國數學家約翰‧納許、諾貝爾物理獎得主愛因斯坦的兒子——愛德華‧愛因斯坦、醫學與生物獎得主詹姆士‧華森的

兒子——魯夫斯・華森，他們都罹患了思覺失調症。

　　思覺失調症患者約占全人口的1%，好發於18到30歲之間，男女比例平均。此病的典型症狀是患者出現正常人沒有的行為舉止，例如幻聽、幻視、被迫害妄想，甚至暴力傾向等，這些症狀稱為「正性症狀」。若患者還缺乏社交活動力、語言溝通、同理心等，則稱為「負性症狀」。除此之外，患者的認知功能，例如執行功能、記憶功能、語言功能等，也比正常人來得差。

　　思覺失調症雖然有上述特殊症狀，但每個患者的患病歷程卻不一樣，以專業術語來說，他們的臨床表現有很大的異質性。這也正是醫師治療思覺失調症患者的困難之處，例如有的患者對藥物療效很好，有的反覆發作，有的則變成遲鈍、呆滯。

　　我們的團隊從過去的研究中發現，思覺失調症患者的神經纖維結構在大腦有廣泛性變化，特別是連接額葉與顳葉的神經纖維變化特別顯著，剛好印證思覺失調症的症狀與認知功能缺損，多源自於這兩個腦葉的臨床觀察。我們進一步發現，

有幾條連接前額葉與內側顳葉的神經纖維束,結構的完整程度與治療效果好壞有顯著相關 [Huang, 2018]。因此,這幾條神經纖維束的結構資訊有可能成為預測患者治療效果的影像指標。當我們用腦齡模型計算這些患者的腦齡時發現,思覺失調症患者的腦齡差有偏正的趨勢,大約比他們自身的年紀老了 4 到 5 歲左右。

我們也進一步發現,患者的白質腦齡差退化越大,發病年紀就越年輕,負性症狀越嚴重,整體智商也越低。這個結果表示白質越衰老的患者,神經連結越脆弱,因此產生正性症狀,而發病的年紀越早,治療後存留的負性症狀也越嚴重,整體智商也越低。換句話說,白質腦齡差有潛力成為疾病預後的指標;腦齡差退化越大,患者的預後就越差。

二、失智症的腦齡研究

當一個人的某些認知功能,如記憶、語言、時空定位出現退化的現象,但還未嚴重到影響生活日常或工作社交時,經過醫師和臨床心理師的評估,有可能被診斷為輕度知能障

礙。這類患者比健康者罹患失智症的風險更高。根據統計，他們當中每年約有十分之一的比例，轉變成失智症。但這種轉變的速率因人而異，有些人的大腦會很快退化成失智，有些人則退化得慢，有一部分的患者一直維持穩定狀態，甚至恢復正常的認知功能。目前為止，臨床上還沒有一種檢查方法能事先預測。

醫師對這些患者採取的都是非藥物性治療，例如運動或認知訓練，但因為無法分辨哪些人的大腦會快速退化或比較穩定，因此開的處方都一樣，以致治療效果差異很大。但這個問題只是冰山的一角，輕度知能障礙需要在大醫院經過完整的專業評估才能被診斷出來，黑數可能是被診斷出來人數的好幾倍。在台灣 65 歲以上的人口當中，有輕度知能障礙（包括被診斷出的患者和黑數）約有一百萬人，約占 65 歲以上人口的四分之一。換句話說，在台灣 65 歲以上的人口當中，每四個人之中就有一人有輕度知能障礙，而且大部分的人並未被診斷出來。

我們的研究團隊利用美國聖路易華盛頓大學的失智症族群資料庫（OASIS-3），做了詳細的腦齡研究 [Tseng, 2022]，

結果發現白質腦齡差退化越大，臨床失智評指標就越嚴重。而在輕度知能障礙患者中，未來兩年內轉變成失智症者，他們的腦齡差退化比不會轉變的人明顯來得大。即使在認知功能正常的族群裡，未來兩年內會轉變成輕度知能障礙者，他們的腦齡差退化也比不會轉變的人來得大。由此可知，腦齡差可以用來衡量一個 65 歲以上的人臨床失智的嚴重程度，避免輕度知能障礙者，轉變成高失智風險患者。

三、正常老化的腦齡研究

前文中談到心血管危險因子、生活型態、基因是失智症的危險因子。失智症是腦部喪失正常認知功能，腦齡差能直接反映腦部的健康狀態，而各種風險因子都會對腦部結構產生不同程度的破壞，改變腦齡差。所以，腦齡差是否在危險因子與認知功能之間，扮演著一個中介的角色呢？

為了回答這個問題，我們的研究團隊根據劍橋大學老化與神經科學中心的跨世代資料庫，獲得三百二十六位 30 到 88 歲健康受試者的腦齡差、心血管危險因子，與認知功能

的資料 [Chen, 2022]。之後我們使用一種叫結構方程式建模
（Structure equation modeling）的統計方法，去分析腦
齡差、心血管危險因子、認知功能三者之間的因果關係。結
果顯示，心血管危險因子與認知功能的關聯性是間接性的，
而腦齡差則與心血管危險因子及認知功能皆有直接關聯。這
個結果引申的意涵是：腦齡差很可能是所有危險因子造成失
智症的中繼站。實際應用價值是，我們雖然不能完全掌握所
有的危險因子，但只要養成健康的生活習慣，定期測量腦齡
差變化，就可以有效管理腦健康，遠離失智。

腦齡是可以逆轉的

　　我的職業是放射診斷科的專科醫師，在臨床上看過不計其
數的大腦影像。但是幾年前，在一個偶然的情況下，當我看
到自己的大腦磁振造影檢查結果時，才驚訝地發現，61 歲的
我，兩側顳葉及海馬迴有明顯萎縮，側腦室也明顯擴大。於
是，我立刻做了腦齡檢查，看看自己的腦年齡到底出了什麼
問題。

檢查之後，我發現自己的全腦神經年齡比實際年紀年輕了1.2 歲，這使我暫時鬆了一口氣。但是，在八個認知功能中，事件記憶網絡的腦年齡比實際年紀大了 8.2 歲！而事件記憶網絡就坐落在兩側顳葉及海馬迴的位置。這個結果帶給我很大的震撼，促使我開始鞭策自己，改變原有的生活方式，做出一些改善措施，以挽救我的腦健康。

　　我嘗試著從運動，一周游泳兩次，每天上下班也不再坐公車，而是改騎 Ubike，一天騎五十分鐘。

　　在飲食習慣方面，我採用 168 斷食法，周一至周五，不吃午餐，早晚餐照吃，讓每天攝取的熱量減少 30%。有時以蔬菜沙拉配上橄欖油及果醋，再加一些堅果、辛香料，就是美味的一餐。平日我攝取的蛋白質食物以魚肉、雞肉、雞蛋為主，澱粉類食物則以全穀類為主，盡量減少吃精緻糕點的機會。

　　一年半之後，我的體重減輕了 8 公斤，精神狀態比以前更好，思緒也更加清晰敏銳。隔年，我再去做一次腦齡檢查，結果全腦的腦年齡是 56.6 歲，比實際年齡年輕了 5.7 歲，而

事件記憶網絡年齡只比實際年齡老了 3.7 歲。比起上一回的檢查，我的全腦腦年齡及事件記憶網絡腦年齡都變年輕了！整個人也更有活力。

　　這個經驗讓我體認到一個事實：腦年齡是可以透過改善生活型態逆轉的！我很高興看到自己努力實踐的成果，想要將腦齡檢查技術帶來的好處，分享給更多人。

檢查日期:2018.02.06

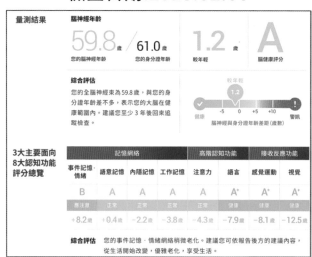

🔼　第一次腦神經年齡的檢查結果，事件記憶網絡腦年齡，老了 8.2 歲。

檢查日期:2019.06.12

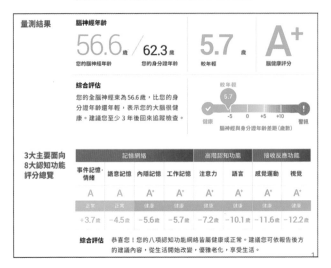

量測結果	腦神經年齡			
	56.6歲 / 62.3歲 您的腦神經年齡 您的身分證年齡		5.7歲 較年輕	A⁺ 腦健康評分

綜合評估
您的全腦神經束為 56.6 歲，比您的身分證年齡還年輕，表示您的大腦很健康。建議您至少 3 年後回來追蹤檢查。

腦神經與身分證年齡差距（歲數）
較年輕 5.7 健康 -5 0 +5 +10 警訊

3大主要面向 8大認知功能 評分總覽	記憶網絡				高階認知功能		接收反應功能	
	事件記憶‧情緒	語意記憶	內隱記憶	工作記憶	注意力	語言	感覺運動	視覺
	A	A	A⁺	A⁺	A⁺	A⁺	A⁺	A⁺
	正常	正常	健康	健康	健康	健康	健康	健康
	+3.7歲	−4.5歲	−5.6歲	−5.7歲	−7.2歲	−10.1歲	−11.6歲	−12.2歲

綜合評估 恭喜您！您的八項認知功能網絡皆屬健康或正常。建議您可依報告後方的建議內容，從生活開始改變，優雅老化，享受生活。

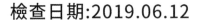

第二次腦神經年齡的檢查結果，因改善生活型態而年輕了 5.7 歲。

　　有位體態良好的施先生前來上頂醫學檢測腦年齡，顯示為 69 歲，比他身分證上的年齡足足年輕了 10 歲。而他的八項認知功能網絡的腦年齡都比身分證上的年齡年輕了 8 歲以上，腦適能分數是 22 分（滿分為 23 分）。

　　施先生的腦齡其來有自，生性樂觀開朗的他從小就有運動習慣，是位高爾夫球高手。他始終維持一個禮拜打一、兩次

高爾夫球的習慣，並且每天在公園裡健走一萬步。他還喜歡打橋牌，擁有一手好廚藝。據說他母親到了 90 歲高齡，仍可記得大部分親戚朋友的電話號碼，令人羨慕。

研究證實，腦年齡大於實際年齡越多，失智風險越高。若是退化超過 5 歲以上，為失智症潛在高風險群，建議定期追蹤；若是退化 10 歲以上代表明顯老化，未來 2 到 3 年內可能會發生輕度認知功能障礙。努力永遠不嫌晚，我鼓勵每個人積極改善自己的生活型態、飲食習慣及保持正向心理，降低失智風險，讓大腦回春。

你需要做腦年齡檢測嗎？

- 年齡 45 歲以上
- 有高血壓、高血脂、高血糖、體重過重
- 有失智症家族病史
- 曾有腦部碰撞、暫時性腦中風、憂鬱症情況
- 有抽菸或大量飲酒習慣
- 有睡眠問題困擾
- 自己察覺相較於前一年，記憶力、判斷力有明顯變差

　　如果符合以上項目，就要多加留意了。如果能夠藉由測量腦年齡，及早預防、及早改善、及早介入治療，就能逆轉失智。

【腦神經年齡檢測】

　　上頂醫學「腦神經年齡」檢測是透過磁振造影與 AI 大數據，分析腦神經退化情形和大腦健康狀態，可了解大腦相關疾病、腦結構是否異常或損傷、退化狀況，並且預測未來罹患失智症的風險，為預防失智症帶來極大突破，此項檢測核心模組已取得美國 FDA510(k)、與 TFDA 食藥署上市許可。

風險評估

- 失智症
- 腦中風
- 白質小血管病變

腦部現況檢測

- 腦部腫瘤
- 腦血管狹隘
- 海馬迴萎縮

- 腦部結構異常
- 腦血管缺損
- 鼻竇咽異常

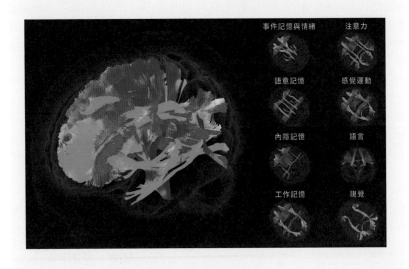

失智症患者會有哪些症狀？

極輕微失智的患者可獨立從事日常活動,且能維持社交生活。因此經常被歸因於正常老化,然而,正常老化與失智是不同的。

失智等級	行為症狀
輕度	1. 放錯眼鏡或想起並說出物件名詞有困難。 2. 對於計畫或完成工作任務有困難。
中度	1. 患者可能會忘記自家地址、無法回憶個人經歷、對自己所到之處感到困惑。 2. 溝通出現問題,忘記自己的想法、無法進行對話、難以理解他人在說什麼,溝通變得更加困難。 3. 出現攻擊性、抑鬱、偏執、睡眠困難、重複的動作或語言、徘徊、尿失禁等。
重度	1. 溝通出現嚴重問題,無法與他人口頭交流。 2. 記憶力惡化,例如忘記午餐吃了什麼、忘記家人名字、走路困難,認為自己處於童年時期或是其他時期等,甚至有些人會臥床不起。 3. 日常生活需要照顧者大量協助完成所有事情。

案例一

68 歲的張先生從事化學原料進口生意，有一天親友與他互動過程中發現他的反應遲鈍，僅能緩慢且簡短地回答問題，覺得情況有異，他的家人經朋友介紹，帶著他前來上頂醫學檢測腦齡。

> **診斷結果**　張先生的腦神經年齡為 79.1 歲，比實際年齡大了 11.1 歲，表示其大腦神經纖維束，相對於同年齡的正常人已經有明顯的老化。

接下來，我們替張先生進行了認知功能測試，發現分數僅 12 分（滿分 23 分，正常人應為 16 分以上）。第二年，他由家人陪同到台大醫院神經科就診後，確診為失智症，但是臨床給予的藥物治療協助有限，我們認為除了臨床治療之外，需要積極改善患者的生活型態及營養補充，以避免失智症快速惡化，因此引介張先生到運動中心，協助他持續進行有氧運動及肌力訓練，也提供了營養補充建議，包括攝取 Omega-3 及薑黃素。

案例二

66 歲的林女士,平常很少出門。家人發現她最近一、兩年來,記憶力有明顯變差的現象,所以帶她去做健康檢查,結果發現患有高血壓、高血脂。林女士平日三餐多吃米飯,很少吃肉類、蔬菜,沒有運動習慣,容易焦慮,有失眠問題。

診斷結果

林女士的腦年齡是 82 歲,比身分證年齡老了 16 歲,而她的八項認知功能網絡的腦年齡也比身分證上的年紀老了 15 歲以上。她的大腦兩側海馬迴有萎縮現象,頸部超音波則發現兩側頸動脈狹窄。於是我們將她轉介到心臟內科門診,幫助她控制血壓、血脂,以及請失智門診評估是否有失智狀況。目前她的三高情況穩定控制中,並在神經科門診持續追蹤。

案例三

楊先生是一名公車司機，平時沒有運動習慣，飲食習慣也不健康。由於工作壓力大，他喜歡吃零食、甜點來紓解情緒。此外，他有高血脂，BMI 也稍高，由於每天需很早起床上班，所以睡眠經常不足。

診斷結果　楊先生的腦年齡是 57 歲，比他的身分證年齡老了 8 歲。而他的八項認知功能網絡中，事件記憶網絡、內隱記憶網絡，以及注意力、語言的腦年齡都顯示老了 10 歲。我們鼓勵他積極運動、攝取健康飲食、增加睡眠時間來改善腦年齡。今年，當我再次遇到楊先生時，可以明顯感受到他的反應力變快了。

案例四

79 歲的陳女士有老花眼，最近視力變差，記憶力也明顯退化，女兒很擔心母親有失智傾向，因此帶著她前來檢測。

診斷結果　陳女士的腦年齡檢查結果同樣是 79 歲，但她的八項認知功能網絡中，視覺網絡老了 11 歲。她去眼科做檢查發現有黃斑部病變，因此開始服用葉黃素，並定期在眼科門診追蹤。

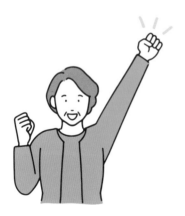

解剖學、組織學與生理學的
大腦觀察

　　隨著時間的推移，人的身體會經歷著一連串生長、發育、成熟與老化的過程。而腦部大部分的認知功能，是在我們青壯年（Young adulthood）時期達到高峰，在一段時間的持平後，開始逐漸下降。

　　認知功能下降，普遍被認為是大腦的結構和功能產生了老化。其中，大腦老化最明顯的改變是大腦組織的萎縮（Atrophy），包含了大腦實質（Parenchyma）的組織逐漸變少、含有腦脊隨液（Cerebrospinal fluid, CSF）的空腔變大，以及大腦皮質逐漸變薄。這些較為巨觀的組織變化，主要是利用磁振造影（MRI）和死後屍檢（Post-mortem）等方法進行組織學的量測與觀察。而在微觀層級上，構成人腦的複雜生化和細胞環境在老化過程中，經歷了各種不同層

面與範圍的改變。這些變化的生物學機制包括：氧化造成的損傷、神經組織發炎（Neuroinflammation）、DNA 的修復能力受損、蛋白質的錯誤摺疊（Protein misfolding）、大腦代謝物的清除能力受損、溶酶體（lysosome）和蛋白酶體（Proteasome）功能受損，粒線體（Mitochondria）功能障礙、鈣離子平衡失調、神經新生（Neurogenesis）減少、適應性壓力反應失去功能性，和神經網絡活動的異常表現。此外，其他證據還包含了 DNA 甲基化（Methylation）的表觀遺傳學（Epigenetic）變化、神經傳導物質（Neurotransmitter）的活性受到破壞、基因表現改變和腦血管變化。

從以上列的組織與生理變化，我們可以得出兩個結論：

> 1 大腦的老化基本上無所不在，影響著大部分神經生物學的生理過程。

> 2 神經與生理信號傳導的途徑和調節過程，彼此之間高度相互依賴，意味著與老化相關的神經生物學變化，沒有一個是獨立發生的，大腦老化是一種系統性與網絡性轉變。

　　由於大腦老化影響著各個層面的生理活動，因此以理論而言，似乎存在著許多生物學上的指標可以反映大腦衰老的程度。但實際上的選項卻有限，這是因為血腦屏障（Blood-brain barrier, BBB）隔離了大腦的神經生物環境與身體的主要循環系統。

什麼是血腦屏障？

　　是一個具備高度選擇性的半滲透性屏障，其功能是保護大腦神經組織，不受體循環血液中含有的化學物質或病菌影響，僅讓大腦所需要的養分（如氧氣與葡萄糖）或是需要代謝排除的物質（如二氧化碳）通過。所以，要能進入活體大腦內的方式，通常是具有高度侵入性，並且僅在少數的情況下才有可能實行，例如實行神經外科手術期間。

神經影像學應用於
大腦老化的研究

　　為了研究大腦的奧祕，科學家們致力於開發非侵入性方法來測量大腦的老化，其中，神經影像學（Neuroimaging）算是在科學研究上與臨床上最普遍被使用的非侵入性方法之一。

　　神經影像學涵蓋了多種不同技術原理的造影方法，旨在透過非侵入性方式進行大腦的活體造影，以了解大腦的功能與結構狀態。在眾多腦造影方法之中，磁振造影（MRI）、正子斷層造影（Positron emission tomography, PET）、腦電圖（Electroencephalography, EEG）和腦磁圖（Magnetoencephalography, MEG）是老化神經科學（Aging neuroscience）中常用的造影技術，用於觀察大腦神經生

理機制與結構隨著時間的變化。除此之外，電腦斷層掃描
（Computed tomography, CT）、近紅外光譜（Near-infrared
spectroscopy, NIRS）、超音波成像（Ultrasonography）和
皮質腦電圖（Electrocorticography）也常被作為研究大腦老
化的技術。

老化神經科學常用造影技術

磁振造影Magnetic Resonance Imaging, MRI

正子斷層造影Positron emission tomography, PET

腦電圖Electroencephalography, EEG

腦磁圖Magnetoencephalography, MEG

電腦斷層掃描Computed tomography, CT

近紅外光譜Near-infrared spectroscopy, NIRS

超音波成像Ultrasonography

皮質腦電圖Electrocorticography

以磁振造影為例，在老化研究中，科學家們觀察到在 T1 加權影像中，隨著年齡增長，大腦的灰質和白質體積會逐漸減少，皮質變薄，腦溝（Sulcus）擴大和皮質下核（Subcortical nuclei）區的形態發生改變。而在 T2 加權液體抑制反轉回復影像（Fluid-attenuated inversion recovery，FLAIR）影像中觀察到所謂的「腦白質白斑（White matter hyperintensity）」，其散布程度與嚴重程度也會隨著個體的老化而增加，且腦白質白斑被認為可以反映腦血管的潛在異常，所以也被視為量測腦白質損傷（White matter lesion）的指標之一。此外，腦白質損傷在神經影像學上已作為腦中風的危險因子，且過去研究證實，其表現與高血壓具有生理上的相關性。

結構性磁振造影應用範圍

　　常被應用於觀察大腦結構的萎縮和形態轉變，而隨著科學研究與技術的進展，更多高端的磁振造影技術也相繼問世，擴散磁振造影（Diffusion MRI）是科學家和臨床醫師常用的造影工具之一。

擴散磁振造影原理

透過磁振訊號的操作進行生理組織中水分子擴散現象的偵測，將水分子擴散模式作為探測微觀結構的探針，來量測更細微結構的生理變化。

在擴散加權影像中，一種名為擴散張量成像（Diffusion tensor imaging, DTI）的造影技術，在臨床研究上已經揭示了老化是如何影響大腦白質的微觀結構改變。

擴散張量影像在經過影像重建後，可以被量化成微結構相關的特徵指數，例如部分非等向性（Fractional anisotropy）和平均擴散係數（Mean diffusivity）。在老化的進程中，部分非等向性會隨著年紀增加而降低，平均擴散係數則會隨著年齡增加而提高，這樣的現象被認為分別反映了去髓鞘化（Demyelination）或軸突變性（Axonal alteration）。此外，擴散磁振造影也可用於研究大腦的連接網絡，又稱作連結體學（Connectomics），過去研究發現大腦結構連接性會隨著年齡的增長而降低。另一方面，功能性磁振造影

（Functional MRI, fMRI），特別是靜息態功能性磁振造影
（Resting-state fMRI），其研究亦支持隨著年齡而改變的
結構連通性會導致功能連通性降低的想法。

除了上述兩項高端的磁振造影技術，一種稱為動脈自旋
標記（Arterial spin labeling）的磁振造影技術，從應用於
老化方面的研究中發現，腦動脈灌注的減少與衰老相關，
此技術可以透過調控造影波序將磁性標記在血流中的水分
子，使其訊號可以反映大腦中的灌注現象。再者，腦部衰
老還與腦代謝產物，例如 N- 乙醯天門冬胺酸（N-acetyl-
aspartate）、肌醇（Myo-inositol）和肌酸（Creatine）的
異常水平相關，這些化學代謝物質的定量變化，可以使用磁
振頻譜法（Magnetic Resonance Spectroscopy, MRS）進
行評估。科學家們藉由動態對比增強（Dynamic contrast
enhancement）技術也發現了隨著年齡的增長，血腦屏障
的完整性則會逐漸降低。

磁振造影在老化研究上有著諸多貢獻，而其他神經影像學
技術，亦為大腦老化的科學研究提供了相當有價值的洞見。

例如正子斷層造影成像技術作為臨床與研究上常見的造影工具，其造影技術可以結合多種不同的放射性標記示蹤劑，應用於專一性地觀測神經生物學上的變化過程，包括代謝、灌注、神經炎症、神經傳遞，以及蛋白質的穩定。例如在使用氟十八同位素的去氧葡萄糖（Fluorodeoxyglucose, FDG）作為造影示蹤劑，研究發現，老年人大腦中的葡萄糖代謝水平降低。而使用以氧十五同位素標記的水分子正子造影也顯示，局部腦血流量減少與老化有關。這些研究結果顯示著正子造影在老化神經生物學上具有獨特的功能。

不過，正子造影研究的實驗成本、運作成本，以及與放射性物質相關的健康問題，使其無法大規模使用。為了更快速和更方便地研究大腦老化，腦電圖是一個可以考量的選項，雖然不像上述提到的造影工具可以很清楚地針對特定大腦結構與代謝現象進行量測，但它可以量測腦電波的變化，作為電生理監測的主要工具，在臨床上亦扮演著診斷神經相關疾病的重要指標，且具備著易用性、低成本和機動性等優點，常被應用於老化神經科學研究之中。

在老化相關的研究中發現，老年人的腦波活動相較於年輕人會顯著性地減少，且大腦半球間的同調性（Coherence）亦顯著降低。除了腦電圖之外，腦磁圖也可作為量測腦神經活動訊號的工具。不過，和腦電圖相比，其量測需要較為複雜與昂貴的設備，所以尚未普及化。

大腦老化會經歷一系列複雜的變化，包含大腦結構與功能從微觀到巨觀層級的變化。而神經成像技術也越來越多應用於研究老化的現象。隨著資料科學與數據存儲能力的進步，以及有組織性地建置「生物資料庫」（Biobank），研究人員逐漸累積更多的知識與技術，了解神經衰老的原因與機轉。

在臨床上，神經影像學扮演著不可或缺的角色，是臨床醫師進行診斷的重要根據。神經影像學的發展，為大腦老化的生理機制提供了更多的發現與洞見，希望有朝一日，它能夠解開異常老化的病理情況與機制，提供認知能力下降、神經退化和失智症，在臨床診療上足夠的科學佐證。

善用人工智慧，
解密大腦

2016 年 Google DeepMind 開發的 AlphaGo，在圍棋比賽中，一舉擊敗了韓國職業九段棋士李世乭，讓人工智慧的崛起，再次引發世人的關注與討論。

人工智慧無可限量的潛力與廣泛的用途，可説開啟了人類歷史嶄新的一頁。在過去，提到人工智慧時，我們往往會在腦海中浮現科幻電影裡無所不能的機器人或是智能系統，舉凡《星際大戰》中的 R2-D2 機器人、《鋼鐵人》中的智慧管家賈維斯等。雖然這些科幻電影的情節在現實世界中可能不會出現，但顯示人們對於人工智慧充滿期待與想像，也成為下一個科技世代努力的目標。

何謂人工智慧？

　　人工智慧是一個相當廣泛的概念，凡是涉及藉由電腦程式自主或半自主性地模擬出具備人類智慧的行為或產出，皆可列入人工智慧的範疇。比如模仿人類感官回饋、自然語言、視覺辨識、類比人類大腦的決策邏輯與學習推論能力、模擬人類肢體的動作控制等。

　　人工智慧這個概念可追溯自 1950 年代，英國的計算機科學家艾倫・圖靈提出圖靈機（Turing machine）提出了構想，一種可以將人的計算行為加以抽象化的數學邏輯機器，進而啟發了世界上第一部通用型計算機——馮・紐曼架構的誕生，也因此，圖靈被視為計算機科學與人工智慧之父。

　　圖靈於 1950 年提出的圖靈測試（Turing test）被視為用來測試人工智慧發展是否成熟的代表。然而，當時的科學家所發明的人工智慧，僅能稱作現代電腦的雛型，所處理的任務是較為簡易的邏輯計算以及代數處理。且當時的電腦科技尚未成熟，在硬體限制與計算效能不足的情況下，人工智慧

的進展可說相當緩慢，且面臨了許多瓶頸。

　　經過科學家們數十年的努力，隨著計算機硬體與演算法的進步，人工智慧的發展也大幅躍進。約莫從 1980 年代起，現代人工智慧演算法的雛形開始相繼發表。被推崇為深度學習（Deep learning）之父的亨頓（Geoffrey E. Hinton）即在當時提出了諸多現代深度學習所使用的經典技術，像是反向傳播演算法與神經網路構成的多層感知器等。而另一位電腦科學家楊立昆（Yann LeCun）則在 1980 年代末期提出了仿造大腦視覺皮質神經架構的卷積神經網路（Convolutional neural network），此技術目前已被廣泛地應用在電腦視覺處理與圖像文字辨識的工作上。

　　除了演算法的創新與突破之外，在硬體方面，受惠於半導體與電子計算機設備革新，電腦運算能力增強，加上電腦儲存設備成本降低，使得大數據的累積呈現爆發性成長。時至今日，人工智慧的應用已經充斥在我們的四周，舉凡工業、醫療、通訊，乃至教育、娛樂與日常生活應用，早已無所不在。

2018 年，一間位於美國的國際研究暨顧問公司 Gartner
在十大技術報告中提到，人工智慧被各國列為近年的科技發
展重點項目之一，估計當年度相關產業的產值可以高達 1.2
兆美元，較前一年度成長約 70%，預估五年後的相關產值可
以達到 3.9 兆美元。此趨勢顯示著人工智慧從國家產業發展
到個人的日常生活，都帶來了顛覆性影響，相信這波浪潮將
會持續推動人類文明的演進。

開發人工智慧醫材，
解決失智症難題

　　面臨失智海嘯的逼近，如何善用人工智慧來抵禦呢？根據美國食藥署（Food and Drug Administration, FDA）及歐盟認證機構（Conformite Europeenne Mark, CE Mark）2015 到 2020 年的紀錄，獲得上市核可的人工智慧醫療器材大致分成三類應用：

1　　以行動裝置執行簡易快速的認知功能測驗來篩檢失智症。

2　　以醫學影像量化腦結構，來早期偵測異常萎縮的腦結構。

3 結合多種臨床資料、血液或數位生物指標，來輔助
　　醫師判斷失智症的可能性。

■ 第一類應用：行動裝置互動系統

認知功能測試軟體 Cognivue、iADL、ICA

第一類應用方面，最早通過美國 FDA 核可的產品是在 2015
年 Cerebral Assessment System 公司所推出的 Cognivue。
這個產品是一套十分鐘即可完成的認知功能測試軟體，可在
手機或平板上操作，在螢幕上呈現各種不同的圖案或文字，
測試分數反應出受測者的運動、視覺、辨識、記憶等功能。

Cognivue 在 2021 年 被 全 球 阿 茲 海 默 平 台（Global
Alzheime's Platform, GAP）選 為 藥 物 開 發 驗 證 平 台 的
生物指標之一。原因是它突破了冗長又主觀的傳統問卷，
提供簡易、客觀的自我檢測工具，能篩檢出隱藏的早期失智
症患者。與 Cognivue 同類型的多家醫材公司在歐盟也獲得
上市核可，它們取得 CE Mark 之後，經過若干年的努力，
紛紛通過美國 FDA 核可。其中較受矚目的產品包括 Altoida

公司的 iADL（instrumental Activity of Daily Living），以及 Cognetivity 公司的 ICA（integrated cognitive assessment）。

iADL 利用手機或平板的互動系統並結合虛擬實境的設備，引導受測者抓取某個虛擬物體，再藏到另一個地方，幾分鐘後，再將這些物體找出來 [Buegler, 2020]。在執行抓、藏、找的過程中，手機或平板即時記錄受測者的步態、握力、行走軌跡、無意義觸碰螢幕的次數、藏東西、找東西的時間和位置，以及錯誤次數等數據。最後，根據這些數據計算出分數，這個分數可反映出受測者整體的認知功能。

Altoida 團隊將 iADL 應用於一群輕度知能障礙的患者身上，發現 iADL 分數可預測患者在未來三年內轉變成失智症的風險。ICA 則是讓受測者觀看一百張快閃圖片，其中五十張是動物的圖片，五十張是非動物的圖片。這些圖片隨機在平板電腦上閃現，每次閃現的時間是 0.1 秒，請他們辨認圖片中的物體到底是動物還是非動物，測試時間只需五分鐘。

測驗的目的是評估受測者的視覺靈敏度及辨識力，此功能

在失智症早期出現時就會發生異常。以上這三家公司產品的共通點，就是利用手機或平板設計一組容易操作的互動軟體，藉此評估某一特定面向的認知功能。因為擁有簡單、方便又可自我施測的優點，可在居家照護或社區篩檢使用。

■ 第二類應用：自動化的腦影像處理軟體 NeuroQuant、Quantib BV、Qynapse SAS

失智症人工智慧醫材的第二類應用，就是發展自動化的腦影像處理軟體，進行腦結構的分割、量化、標註、呈現等作業，以提供醫師客觀的腦結構量化數據。所處理的醫學影像以 MRI 的 T1 加權影像為主，原因是 MRI 沒有游離性輻射，可以重複檢查而無傷害，而且 T1 加權影像的解析度高，量化的結果較準確可靠。自 2015 至 2020 年，共有三家公司的產品獲得美國 FDA 通過。它們分別是美國 CorTechs Lab 的 NeuroQuant、荷蘭 Quantib ND 的 Quantib BV，以及法國 QyScore software 的 Qynapse SAS。以 NeuroQuant 為例，它針對海馬迴及腦室的體積做量化，因為這兩個結構在阿茲海默症的患者有明顯萎縮。為了呈現萎縮程度，這些量化數據再拿來與已經從正常人資料庫建立好的常模做比較，

是否超出正常範圍。

　　這些產品都獲得 FDA 510（k）核可，在仿單上只宣稱產品是用來量化腦結構，並未宣稱可以用來診斷失智症。原因是 FDA 對前者的要求較寬鬆，只需拿已經上市的醫材做對照，證明兩者效能相當就可通過。若是後者，由於是市面上沒有的全新應用，必須投入大量的時間和金錢進行臨床試驗，證明產品的安全性及有效性，是一條艱辛又漫長的道路。其實，這些公司發展這些軟體醫材的目標是希望能用來客觀診斷失智症，但無法一蹴可幾。因此，採用相對保守的做法，先通過 FDA 510（k）核可，進入市場之後，再和醫學中心的醫師合作進行臨床研究。當資料蒐集足夠之後，就可向 FDA 申請此產品更進階的功效，一步一步地達成目標。

■ 第三類應用：
結合臨床資料、血液或腦脊髓液的生物、數位指標

　　失智症人工智慧醫材的第三類應用：結合臨床資料（如患者基本資料、疾病史、神經理學檢查、神經心理測驗等），加上血液或腦脊髓液的生物（如 APOE 基因、β 類澱粉蛋

白、tau 蛋白等）和數位指標（如腦影像量化數據），透過人工智慧，從大量失智症患者的數據中做出預測模型，協助醫師對失智症患者進行各種不同的臨床診斷。此類型的應用目前只有一家芬蘭公司 Combinostics 獲得歐盟的認證，他們的產品 cNeuro cDSI 可以協助醫師俯瞰患者的所有資料，提供鑑別診斷失智症病因的排序，是否需要做進一步檢查，以及患者的失智症狀是否會惡化的預測。另一項產品 cNeuro cMRI 則是屬於第二類應用，此軟體除了在 T1 加權影像上量化腦灰質結構的體積外，也在 FLAIR 影像上量化腦白質白斑的體積。它可追蹤檢查的影像，做出前後比較，檢查是否有新的白斑病灶產生，以及體積異常變化的位置及大小。

阿茲海默症病患的福音：
高壓氧治療

　　高壓氧治療（Hyperbarlic Oxygen Treatment, HBOT）是一種藉由壓力變化，短時間內給予高濃度氧氣的方法，它可以提升病患血液中的氧氣濃度，改善體內因缺氧而造成的傷害，促進傷口癒合，增強白血球的殺菌能力，並能加速排除氮氣、一氧化碳等有毒物質。當病患被送至完全封閉的高壓艙，艙內壓力會依治療需求控制在 1.4 到 3 大氣壓不等，使患者能呼吸 100% 的純氧。

　　以色列的學術團隊做了一項研究，開啟了一道可能治療阿茲海默症的大門 [Shapira, 2018]。阿茲海默症患者會有大腦缺氧及神經發炎的問題，因此研究人員們很好奇，高壓氧是

否能夠挽救阿茲海默症患者的缺氧問題？他們用一種基因轉殖老鼠來做實驗，這種小鼠能隨著年齡的增長，會出現阿茲海默症的病徵──類澱粉蛋白斑塊與神經纖維糾結，且行為也會受到影響。

首先，他們將小老鼠群分成在一般環境下與暴露在高壓氧環境下兩組，每天一小時，維持兩周，然後測驗牠們的空間記憶、焦慮反應、新物體辨識等認知功能。結果發現，暴露在高壓氧環境下的小老鼠，行為結果都較一般環境下的要好。接著，研究團隊想知道這些暴露在高壓氧環境下的小老鼠，大腦病徵是否也能夠有所改善，他們測量了與蛋白質沉積有關的蛋白質濃度，斑塊大小及數量都比較小與少。不僅如此，小老鼠海馬迴中的 tau 蛋白沉積，以及過度磷酸化的現象都顯著減少，缺氧的情形也有所改善。

神經發炎是阿茲海默症的另一個病徵，研究團隊想看看高壓氧治療是否能抑制這些小鼠神經發炎的情形，結果顯示，不只在斑塊附近的神經發炎狀況改善了，抗發炎相關的激素也被活化，提升免疫反應。

　　這是全球第一篇針對研究高壓氧治療對改善阿茲海默症的論文，結果相當令人振奮。在小老鼠實驗中發現，高壓氧治療能減少大腦缺氧、類蛋白斑塊沉積及 tau 蛋白過度磷酸化等情形，並且調控神經發炎反應。雖然我們還不清楚高壓氧有如此功效的機制為何，期待未來能將高壓氧治療應用到治療阿茲海默症上。

人人皆希望青春永駐，然而，隨著年齡增長，身體代謝速度與各種機能逐漸退化，如何對抗老化，便成為許多人感興趣的話題。

高壓氧治療應用

目前高壓氧治療應用於一氧化碳中毒、燒燙傷、突發性耳鳴等臨床治療。但有項研究發現，高壓氧除了上述臨床應用外，還能促進神經新生與血管新生。

以色列的研究團隊在《Aging》期刊發表了一篇高壓氧治療（Hyperbarlic oxygen treatment, HBOT）能使細胞回春的文章 [Hachmo, 2020]，意義重大。這篇臨床研究募集了三十五位 64 歲（含）以上的人們，九十天內接受六十次、一次九十分鐘、每二十分鐘休息五分鐘的高壓氧治療，療程結束後追蹤受試者一到兩周。此外，在第三十次與六十次治療時，會檢驗受試者的血液中白血球細胞端粒酶長度（Telomere length）。

　　在細胞層面上，有兩個評估老化程度的重要指標：第一個是端粒酶長度，當細胞老化時，端粒酶長度將會縮短。第二個是老化的細胞（senescent cell）濃度，老化的人血液中老化的免疫細胞濃度較高。

　　研究結果顯示，與治療前的血液檢驗結果相比，在第三十次治療及第六十次後的自然殺手細胞（NK cell）及淋巴細胞（B 細胞、輔助 T 細胞）的端粒酶長度都增長了 20% 以上；而老化的免疫細胞濃度也有顯著下降，老化的輔助 T 細胞下降了 37.3%、毒殺型 T 細胞則下降了 10.96%。追蹤淋巴細胞的端粒酶長度也是顯著增加，代表著療程效果會保持，不會消失。雖然參與本研究的人數並不多，也沒有一組控制組實驗，但此研究結果顯示，高壓氧治療能誘發細胞的回春現象，未來若有更多證據出現，或許能應用在因大腦受損而提前老化的病患身上。

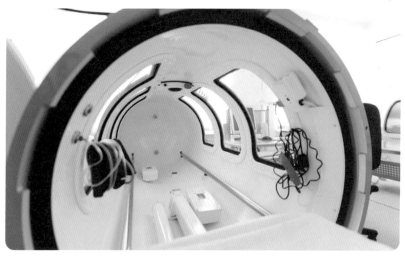

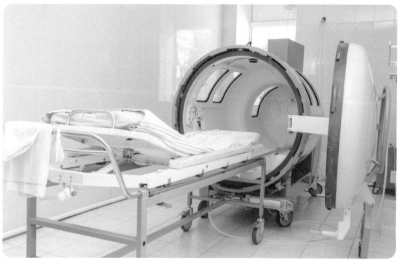

高壓氧治療可應用在大腦受損而提前老化的病患身上。

Chapter 2

搶救腦力衰退，
Hold 住 腦青春

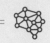

777 大腦保健法，
扭轉腦健康

　　隨著年齡增長，我們身體的免疫系統逐漸衰弱，沒有效率來對抗外來的病原體。而老化的免疫細胞也會產生更多細胞激素 IL-6（Interleukin-6）、TNF-α（Tumor necrosis factor），來刺激巨噬細胞、T 細胞、B 細胞等免疫細胞的增生及活性，進一步引起廣泛的發炎反應。其中，慢性且低程度的發炎反應與許多老年疾病有關，例如心血管疾病、神經退化性疾病、癌症、糖尿病，以及阿茲海默症等。

　　失智症是一種認知退化症候群，一個人罹患失智症，往往大腦中的有害物質已累積二十年以上。所以，想要避免大腦退化、失智症上身，未進入老年時，就要提早做好預防的準備。

　　我有常年運動的習慣，年輕時是慢跑，後因膝蓋疼痛，近

十五年來改成游泳。但在飲食方面我不是很謹慎，處於高壓狀態或腦力耗盡時就狂嗑餅乾、甜食，以至體重一直高居不下，也有高血脂的問題。這樣的生活型態持續不變，加上新陳代謝速度因年紀漸長而下降，讓我的體態逐漸走樣，動作也顯得遲緩。五年前檢查腦年齡時，我才發現自己的腦健康已亮起黃燈，下定決心做出改變。

首先是，改變飲食的質與量，採用地中海型飲食，多攝取高纖蔬果、全穀類、魚、雞蛋、堅果，少吃紅肉，肉菜比盡量維持 1：5。平常盡量使用橄欖油烹調食物，每天喝水 1500c.c. ～ 2000c.c.，遠離甜食。我一天改吃兩餐，每天禁食時間超過 12 小時。我發現這種飢餓感反而會啟動身體的再生機制，讓頭腦更清晰。此外，我也改騎腳踏車上下班，以及加強核心肌群的肌力訓練。現在的我體重少了八公斤，沒有高血脂，腦齡檢查也從黃燈轉成綠燈了。

雖然失智症常發生在老年人身上，但年紀大不一定會得到失智症，提早做好預防措施，就是為自己儲存足夠的「腦本」。到了老年，即使面對身體正常老化的問題，也不會讓大腦快速退化，演變成失智。

這些年來，我積極投入推廣腦健康的行列是希望看到每個人都能成功優雅地老化，在演講中，我也分享了簡單易行的**「777 大腦保健法」——每天走 7000 步、吃飯 7 分飽、睡眠 7 小時**。從運動、飲食和生活習慣三管齊下，能夠增強腦力，扭轉大腦健康。

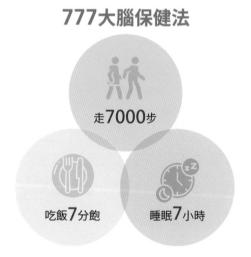

　　芬蘭研究團隊執行的 FINGER 計畫（芬蘭老年醫學介入研究：認知損傷與失能的預防，Finnish Geriatric Intervention Study to PreventCognitive Impairment and Disability，FINGER），招募了一千兩百六十位年齡在 60 到 77 歲

之間、心血管健康狀態稍差，或有輕微認知缺損的老人
[Ngandu, 2015]。研究人員將受試者隨機分成兩組，介入組
（六百三十一人）接受為期兩年的有氧運動、阻力運動和認
知功能訓練課程，以及個人化飲食與體重控制。介入組的組
員皆有個人化的運動計畫，前六個月由物理治療師帶領，後
十八個月則由受試者自行分組，自主執行。起初每星期進行
一到兩次、每次三十到四十五分鐘的肌力訓練，六個月內逐
漸增加強度，最後達到最高強度：每星期二到三次、每次
六十分鐘。接下來十八個月維持強度，直到研究結束。飲食
方面包括水果、蔬菜、全穀物和菜籽油等食材，每星期至少
攝取兩次魚肉餐，以維生素 D 為營養補充品。對照組的組員
（六百二十九人）則只接受衛教。臨床試驗結果，介入組的
整體認知功能提升，尤其是執行功能與處理速度比起控制組
有顯著的進步，認知功能退化風險也比控制組來得低。此研
究證實**有高失智風險的老年人，給予積極、多管道的介入措
施後，認知功能可以獲得明顯改善**，早期預防有其重要性。
基於此成果，FINGER 計畫啟動了大型的跨國臨床試驗，在
世界各地進行跨種族、跨文化的臨床研究，期望能更深入了
解健腦介入措施的適應症與劑量。

若是只有運動或飲食控管，且期程縮短，是否仍能見到成效呢？美國杜克大學將一百六十位 55 歲以上有高失智風險且平時鮮少運動的老人分成四組，給予不同介入措施，包括有氧運動（運動組，四十一人）、預防高血壓飲食（飲食組，四十一人）、合併有氧運動及預防高血壓飲食（合併組，四十人），以及衛教（對照組，三十八人）[Blumenthal, 2019]。結果顯示，合併組在半年後認知功能改善明顯，而對照組則最不明顯。其中，運動組認知功能的改善，比飲食組來得明顯。這一百六十位受試者半年之後就中斷訓練，但杜克大學研究團隊仍持續追蹤改善情形。一年後，他們發現有運動訓練者（運動組和合併組）比沒有運動訓練者（飲食組和對照組），更能維持認知功能的改善狀況 [Blumenthal, 2020]。這個研究證實，多管齊下介入的合併組成效最高，而介入措施只要包含有氧運動，就具有長達一年的效果，但能否進一步延緩或避免失智，還有待長期的追蹤才能獲得答案。

　失智症目前沒有特效藥可以治癒，早期發現，並且改善飲食和生活型態，及早接受醫療介入，是最好的方法，如此一來，便能避免大腦快速惡化，延緩發病時間，讓病患本身及家人維持較高的生活品質。

顧好心血管，

大腦就健康

　　根據世界衛生組織資料顯示，每年全球有七成的死亡人口死於非傳染性疾病，其中心血管疾病導致死亡者最多 [GBD, 2016]。有兩大因素會造成非傳染性疾病產生，那就是身體活動不足與不適當的飲食，其中缺乏身體活動更被視為心臟血管疾病的主要致病原因之一。

　　2010 年，美國心臟學會（American Heart Association, AHA）提出七個心血管健康指標，叫做 Life's Simple 7 [AHA, 2010]。包括四項行動指標：不抽菸、適量的運動、身體質量指數（Body Mass Index, BMI）小於 25 kg/m^2、健康的飲食，以及三項生物指標：未治療的血壓收縮壓 / 舒張壓低於 120/80 mmHg、未治療的總膽固醇低於 200 mg/dL、飯前血糖低於 100 mg/dL。

美國心臟學會針對這七個理想指標提出具體可行的方法 [Sacco, 2011]，期望在 2020 年以前，美國人心血管健康改善率達到 20%，心血管疾病如腦中風、心肌梗塞的死亡率減低 20%。過去十幾年來，美國心臟科醫師也一直根據此指南來改善美國人的心血管健康，結果發現，患者不僅罹患心血管疾病如心肌梗塞、腦中風，甚至連失智症的發生率也下降了！另一項名為 Reasons for Geographic and Racial Differences in Stroke（REGARDS）的研究，針對一萬七千七百六十一位美國人，追蹤了四年的時間後發現，這七項健康指標較多的人發生知能障礙的機率，明顯比健康指標較少的人來得低。

　　所以在 2020 年，美國心臟學會與美國中風學會（American Stroke Association, ASA）共同發表一份聲明，支持以 Life's Simple 7 指南協助中年人進行早期預防性介入，來維護大腦的健康，遠離失智 [Gorelick, 2017]。為此，他們訂下主要結果（Primary Results）和次要結果（Secondary Results），當作下一個十年預防成效的檢測點。主要結果為腦中風及失智，臨床上的診斷能夠有效統計失智發生

率是否下降。次要結果為暫時性缺血性腦中風（Transient ischemic attack）及主觀或輕度知能障礙（Subjective or Mild cognitive impairment），這兩項症狀較輕微，診斷也較為困難。如果順利推動的話，美國人腦中風及失智的發生率在未來十年可望大幅下降。

　　腦是一個極為耗能的器官，它雖然只占身體 2% 的重量，卻用掉全身 20% 的能量。腦的能量來源是葡萄糖和氧氣，而這些養分是藉著心臟和血管的運輸傳送到腦部。當血管進入腦部以後，和腦細胞緊密貼合，形成極為縝密的結構，稱為神經血管藕合體（Neurovascular Coupling）。藕合體能自動調控腦內的血流量，確保腦組織穩定得到充分的養分，不會隨著血壓改變而波動，反而會依照腦活動量的高低調整。

　　除了調控腦內血流之外，此藕合體還有四個主要功能：

1. 透過血腦屏障（Blood-Brain Barrier, BBB）的功能，控管腦部物質的進出。
2. 運送免疫細胞到腦中，調節腦內的免疫反應。

3. 產生腦源性神經滋養物質（Brain-derived neurotrophic factor，BDNF），維持神經細胞、膠質細胞與血管細胞的健康。

4. 將腦內有毒物質，例如類澱粉蛋白斑塊或神經纖維糾結等排出腦外。

Life's Simple 7 指南

1. 控制血壓

高血壓是心臟疾病與中風的高危險因子。將血壓維持在收縮壓／舒張壓小於 120/80mmHg，能減少心臟、肝臟、血管的耗損。

2. 控制膽固醇

高膽固醇會造成斑塊，導致血管容易凝結，產生心臟疾病或中風。建議控制膽固醇小於 200 mg/dL。

3. 減少血糖

高血糖會對眼睛、心臟、腎臟、神經造成傷害。飯前維持血糖低於 100mg/dL 最佳。

4. 持續活動

要活就要動，經常活動能延長生命，並使生活品質更好。

5. 吃得健康

少吃垃圾飲食，攝取健康飲食，有益身心。

6. 減重

體重過重會增加心臟、肺臟、血管及關節的負擔。建議將身體質量指數（Body Mass Index, BMI）維持小於 25 kg/m^2 的狀態。

7. 停止抽菸

科學證實，癮君子有較高的機率罹患心臟相關疾病。為了健康著想，建議大家一定要戒菸。

三大健腦飲食：
地中海飲食、得舒飲食、
麥得飲食

西方有句諺語是這樣說的："You are what you eat." 「你吃什麼就會像什麼。」飲食習慣影響一個人甚鉅，妥善安排飲食內容，是獲取健康人生的關鍵要素之一。

近年來各種健康飲食之道蔚為流行，而地中海飲食（Mediterranean diet）是在現代營養學中很受推崇的飲食方式，可以改善現代人好發的心血管疾病。大腦發炎與罹患阿茲海默症息息相關，攝取大量的蔬果能提升體內抗氧化含量，有利防止與阿茲海默症相關的腦細胞受損，同時增加大腦中避免腦細胞遭受損害的蛋白質含量。

　　為了更深入了解地中海飲食對人體心血管的影響，一群由西班牙醫師帶領的研究團隊，曾經做過一項大型的臨床試驗。他們招募了七千四百四十七位年齡從 55 到 80 歲的受試者，這些人在參加研究計畫時沒有罹患心血管疾病 [Estruch, 2018]，但都是高風險的心血管疾病潛在患者，有第二型糖尿病、高血壓、過高的低密度脂蛋白、過低的高密度脂蛋白、肥胖，或是冠狀動脈疾病的家族史。

　　受試者被分為三組：

· 第一組是建議採用地中海飲食，且獲得初榨橄欖油。
· 第二組是建議採用地中海飲食，且獲得綜合堅果。
· 第三組是控制組，不給予卡路里限制的建議，也不督促他們運動。

　　這份研究主要觀察指標是心肌梗塞、中風，以及因心血管疾病造成的死亡人數。次要觀察指標是主要觀察指標，以及任何原因造成的死亡人數。研究團隊每季會進行營養師會談與飲食習慣問卷，藉此了解受試者的實際執行程度，以及定期與受試者或他們的家庭醫師聯繫。根據受試者的病歷來了

解是否有發生心血管疾病事件，所有事件均透過裁決委員會來認定，並做紀錄。結論是，比起控制組，地中海飲食兩組的心血管疾病發病率較低。

■ 主要觀察指標

心血管疾病發生事件數。透過統計資料可以發現，在整個試驗案中的七千四百四十七人之中，共有兩百八十八人在後續追蹤五年內發生心血管疾病事件，整體來說，有 3.8% 的人發病。

若分組來看其心血管疾病發生事件數，第一組遵從地中海飲食加攝取橄欖油，為九十六人（占第一組的 3.8%）；第二組地中海飲食加攝取堅果為八十三人（占第二組的 3.4%）；而控制組則為一百零九人（占控制組的 4.4%）。

從受試者後續五年追蹤數據來看，兩組地中海飲食組比起控制組有較低的心血管疾病發病率。在統計上，這兩組的風險比（Hazard Ratio）顯著地低於控制組。

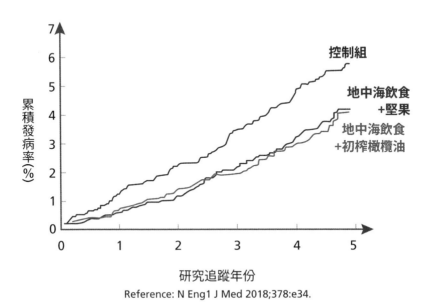

Reference: N Eng1 J Med 2018;378:e34.

攝取地中海飲食者，心血管疾病發生率，較攝取一般飲食者低。

■ 次要觀察指標結果

觀察主要觀察指標，以及任何原因造成的死亡人數。

　　研究團隊想知道，飲食習慣改變是否會影響總死亡率，結果發現這三組之間並沒有明顯的差異，但仍然可以看到地中海飲食加上初榨橄欖油組的總死亡率有較低的趨勢。

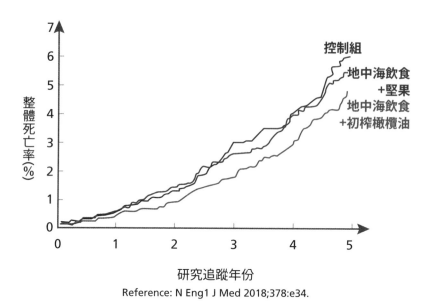

控制組

地中海飲食
+堅果

地中海飲食
+初榨橄欖油

整體死亡率（%）

0　　1　　2　　3　　4　　5

研究追蹤年份

Reference: N Eng1 J Med 2018;378:e34.

🔼 攝取地中海飲食加上初榨橄欖油組，整體死亡率比另外兩組低。

　　本項研究發現，地中海飲食加上初榨橄欖油或是加上堅果的飲食習慣，可以有較低的心血管疾病發生率，相對於控制組，減少了 30% 的心血管疾病發生率；然而，這樣的飲食控制並不會影響死亡率。研究團隊在一開始就測試了受試者的

各種心血管疾病指標，結果發現各三組受試者一開始的數值
是沒有差異的，表示最終結果很可能是受到飲食改變影響，
而非原先就有明顯差異。

　　一項英國研究透過資料庫蒐集了五千七百八十九位平均年
齡為 60 歲的受試者，將他們分為低、中、高地中海飲食遵
從度三組 [Kojima, 2018]。結果發現，中度、高度地中海飲
食遵從組的身體衰弱（Frailty）風險比低度遵從組來得低，
比起低度遵從組，中度遵從組降低了 38% 的身體衰弱風險；
高度遵從組則降低了 56%。此項實驗證實，採取地中海飲食
的人有較低的身體老化衰弱風險。

地中海飲食

原則是高鈣、高纖、抗氧化，以蔬菜、水果、橄欖油、豆類製品、堅果、魚類及乳製品為主，盡量減少紅肉的攝取，並且用香料入菜，使用較少的鹽來調味。若是配合五穀根莖類食材（例如十穀米、地瓜、馬鈴薯⋯⋯）也是不錯的選擇。

得舒飲食（DASH）

是一種控制血壓的飲食方式，首次於 1996 年美國心臟協會的會議中被提出，1997 年發表於《新英格蘭醫學雜誌》。這種飲食方式強調水果、蔬菜、低脂牛奶、全穀物、魚、豆類、堅果等，減少鈉、糖、紅肉的飲食。由於限制了飽和脂肪和反式脂肪，同時增加了鉀、鎂、鈣、蛋白質，以及纖維的攝取，被認為對心臟有益，有助於控制血壓。

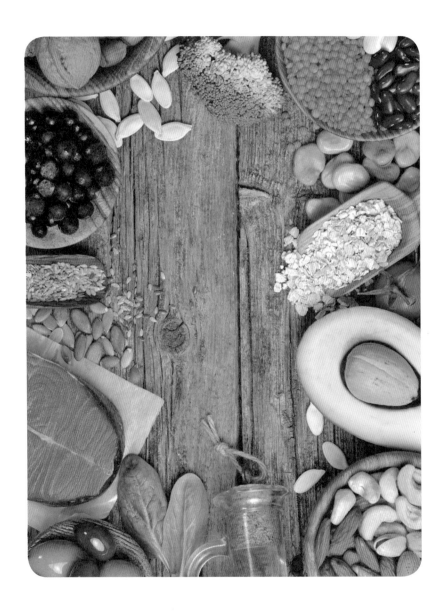

麥得飲食（MIND）

　　混合「地中海飲食」和「得舒飲食」的飲食方式，被公認可預防認知能力的下降，幫助改善大腦功能，降低罹患失智症與阿茲海默症的風險。這種飲食方式強調攝取植物性食物，盡量避免飽和脂肪與添加糖。

　　平時可多攝取深綠色蔬菜、各種顏色的蔬菜、莓果類、堅果類、橄欖油、全穀類、魚類、豆類、家禽類、紅酒等；此外，應避免人造奶油、起司、甜食、速食與油炸物、豬牛羊等紅肉。

　　這三種飲食雖各有特色，但都有益於腦部健康。地中海飲食著重橄欖油、多蔬果、適量攝取起司、堅果和紅酒。得舒飲食強調高鉀、高鈣、高鎂、高纖、低飽和脂肪和膽固醇。麥得飲食則兼具兩者之優勢並稍加修正。

　　此外，有哪些不健康的食物對大腦健康有害，是應該避免的呢？

• 油炸食物

香噴噴的炸薯條、鹽酥雞、炸雞排等，含有對腦部極具傷害力的壞油，這些壞油裡有大量的自由基，會造成發炎反應，使腦血管狹窄，減少腦部血流供應，因而產生缺氧，使大量腦細胞死亡。

• 高糖飲食

很多年輕人熱衷的珍珠奶茶、含糖飲料、可樂，其實是腦健康的殺手。從這些飲料中攝取過量的糖分會累積在體內變成脂肪，因而刺激身體的發炎反應，傷害腦細胞。高糖飲食也會使代謝醣類的胰島素敏感度下降或胰島素阻抗上升，這就是糖尿病的前兆，而糖尿病也是失智症風險之一。所以，除了運動之外，一定要搭配健康飲食，才不會互相抵銷。

一個人攝取的糖分越多，衰老得越快！攝取過多甜食，身體發炎、罹患糖尿病、癌症、中風或是阿茲海默症的風險越高。如果老年人在飲食上減少糖分攝取，精神也會更充沛。

- **高鹽飲食**

　　很多人喜歡重鹹的食物，但其中含有大量鹽分，會導致高血壓。高血壓不但會引起心臟病或腦中風，也會使腦部小血管發生病變，產生小中風或白質變性。而這些變化其實也是失智症，特別是血管型失智症（Vascular dementia）的高風險因子。

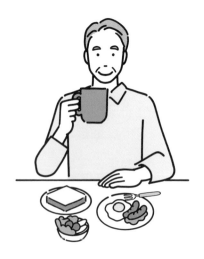

三高者飲食注意要點

患有高血壓者應採取「三少二多」的原則：「三少」為低油脂、少調味品、少加工食品，少用豬油或牛油等動物油，適量使用植物油，減少身體負擔；「二多」為多蔬果、多高纖，像是糙米、大麥、堅果等。

高血脂者應減少飲食中的總脂肪量，油炸會增加脂肪的攝取，最好以蒸、煮代替烤、炸的烹飪方式。試著將高脂肪食物換成少量不飽和脂肪食物，例如：鮭魚、鯖魚、杏仁、腰果等。

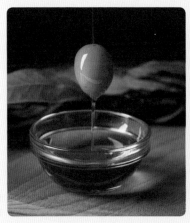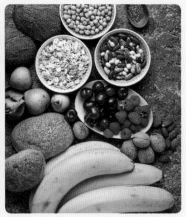

⬆ 七千人實證，地中海型飲食，可降低心血管疾病的發生率。

間歇性斷食，
減重又抗老

　　現代人的生活步調繁忙，緊張，因為外在環境的壓力，容易導致飲食失調，甚至產生肥胖問題。根據肥胖醫學學會定義，BMI = 25-30 為過重，BMI >30 則為肥胖。他們統計 2016 年全球過重或肥胖率已經達到 52%。根據台灣國民健康屬調查，2016 到 2019 年，台灣成人過重及肥胖的比率也高達 47.9%。肥胖不但與心血管疾病、新冠肺炎重症率有關，也是失智症的危險因子。著名期刊《柳葉刀》在 2020 年發表 12 個促使失智發生的危險因子，其中之一就是肥胖症。肥胖症有腦齡明顯過老的現象，加速失智發生，主要原因是脂肪細胞會刺激促發炎激素（Proinflammatory lipokine）分泌，所以肥胖症病人血液的發炎指數如 IL-6、TNF、hs-CRP 都飆高，對腦部造成長期的發炎反應，容易產生失智症。

　　間歇性斷食（Intermittent fasting），是近年來風靡全球的減肥方法。它是一種在進食期間正確、均衡飲食，禁食期間停止熱量攝取的飲食策略，如此一來能使儲存在肝臟的糖分消耗殆盡，身體便從葡萄糖代謝途徑轉換到酮體代謝途徑，去分解脂肪〔邱宗勝，2020〕。美國國家衛生院資深研究員馬特森（Mark Mattson）指出，斷食就像給腦部運動，雖然引起短暫性的壓力，但長期下來卻保護了大腦免於慢性疾病。因為斷食可以讓身體合成更多腦源性神經滋養物質（BDNF），保護腦細胞，促進神經的新生與連結。

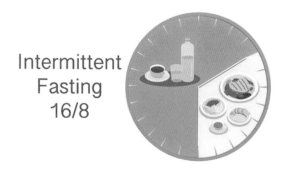

　　⬆　每日斷食十五到十七小時，有助於活化細胞、延緩老化。

常見的間歇性斷食法如下：

- **隔日斷食法**

    分一天自由日，不設任何限制；另一天斷食日，僅吃午餐。

- **5：2 斷食法**

    一周有五天自由日，正常飲食，另外兩天將熱量攝取限制至 500 到 700 大卡。

- **每日限時斷食法**

    每日將進食時間限縮在四到八小時間，其他十六到二十小時期間禁食。

    隔日斷食法需要有高度的自制力才能實徹執行。另外要注意的是，不設限的自由日進食，應當以正餐為主，其餘時間盡量不要吃東西。禁食期間只喝水或無糖的茶、咖啡，其餘任何有熱量的飲料、食物都應該避免。進食順序為蔬果→蛋白質→碳水化合物。

斷食計畫範例：

實施時間	5:2 斷食法	每日限時斷食法
第一個月	一周一天熱量限制 小於 1000 大卡	一周五天， 每天進食十小時
第二個月	一周兩天熱量限制 小於 1000 大卡	一周五天， 每天進食八小時
第三個月	一周兩天熱量限制 小於 750 大卡	一周五天， 每天進食六小時
第四個月	一周兩天熱量限制 小於 500 大卡	一周七天， 每天進食六小時

　　若你沒有實際嘗試過間歇性斷食的經驗，不妨安排一個循序漸進的斷食計畫，讓身體慢慢適應它的改變。剛開始進行斷食時，因為我們的身體已經習慣三餐的進食情形，多少會有不舒服的情形發生，如頭痛、提不起勁來、反應遲鈍，甚至較為情緒化，但這些症狀往往在一個月後會逐漸消失。

有研究指出，斷食十五到十七小時，有助於活化細胞、延緩老化。因為在飢餓狀態下，會形成急性的氧化壓力，刺激粒線體產生激素，促進細胞的耐受性，同時也會刺激分泌生長激素，讓大腦與肌肉幹細胞活化，產生新細胞〔許育偉，2020〕。

　　斷食能改善肥胖症與血脂肪異常情形、提升胰島素敏感度，還能改善脂肪代謝，並減少身體發炎的情形。但是，糖尿病患者、孕婦、哺乳中的媽媽、有慢性疾病者或發育中的青少年並不適合，建議先與醫師討論評估後再進行。

頭好壯壯缺它不可：
Omega-3

我們常常在各種媒體中看到各種 Omega-3 脂肪酸的廣告詞，到底是什麼神奇的東西呢？

Omega-3 脂肪酸是一種多元不飽和脂肪酸，它無法倚靠人體自行合成，必須從每日的飲食中攝取才行。Omega-3 含有多種不同結構的脂肪酸，其中最負盛名的就是 EPA（二十碳五烯酸）、DHA（二十二碳六烯酸）和 ALA（亞酸），可以透過魚類來攝取，例如鯖魚、秋刀魚或鮭魚。

依據美國心臟學會（AHA）指南建議，成人每日至少應攝取 500 毫克的 Omega-3 脂肪酸。也就是說，大概一周要吃兩次魚類；而有心血管疾病者，則至少要攝取 1000 毫克。假如你是高血脂患者，請遵照醫師指示 EPA 或 DHA 的攝取量。

研究發現，以吸收效率而言，從食物中攝取 Omega-3 比魚油膠囊效果更好。富含 Omega-3 脂肪酸的食物有鮭魚、鯖魚、緋魚、鮪魚、沙丁魚、生蠔、芝麻籽、南瓜籽、豆腐、花椰菜、黃豆、核桃、奶製品、海藻油等。其中鮭魚每 100 克中大概含有 1270 毫克的 DHA 與 890 毫克的 EPA，而日常生活中常見的豆腐，100 克中約有 400 毫克的 Omega-3。

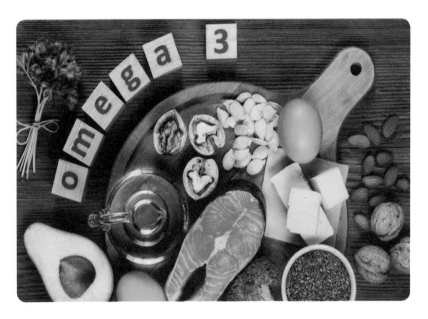

⬆ 你今天補充 Omega-3 了嗎？今晚，何不來份鮭魚大餐呢！

攝取 Omega-3 的好處多多，包括：

- 降低血液中的三酸甘油酯及膽固醇，改善血壓狀況，降低心血管疾病的發生率。
- 能夠通過血腦屏障，增強記憶，降低 30% 罹患失智症、認知退化的風險。
- 提升免疫功能，降低發炎反應。
- 抗憂鬱。
- 保護視網膜。

雖然好處多多，但攝取過量會使血液凝結能力變差，增加大量出血的風險。

攝取魚油
增加大腦防禦力

　　人類的基因在出生時就已定型，但有越來越多人想要了解自己在先天上有哪些劣勢，並尋求解決方案。近年很流行的基因檢測，可以透過血液檢體來做基因分析，進而了解罹患各種疾病的機率。其中，最廣為討論的，就是失智症基因檢測。

　　前科學實證顯示，Apolipoprotein E（簡稱 Apo E），是和阿茲海默症最相關的風險因子。其中帶有 Apo E ε3ε4、ε4ε4 這兩種基因型者，罹患失智症風險最高。而 ε2ε2、ε2ε3 的基因攜帶者，罹患失智症風險輕低。

　　失智症基因代表得到失智症的風險程度不同，但無論是否遺傳造成，皆有可能得病。如果透過檢驗報告得知自己的基

因型屬於高風險族群，代表發病機率相較於低風險基因型的
人們來得更高，但並不代表將來百分之百會退化成失智症患
者。如果屬於高風險基因型者，努力保持健康的生活型態，
使用正確的營養補充品，還是能夠在大腦健康的時候，提升
防禦力，遠離可怕的失智症！相反地，縱使屬於低失智症風
險基因型，也不代表百分之百不會罹患失智症，仍然需要保
持良好的生活作息與飲食習慣，才能健康、優雅地老化。

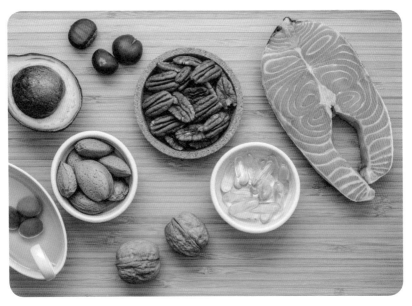

⬆ 魚類中含有豐富的 DHA 和 EPA，能增加大腦防禦力，抵抗失智症。

坊間流傳很多補腦的保健食品，琳琅滿目，讓人看了眼花撩亂，例如魚油、紅麴、胺基酸、胜肽⋯⋯其中，魚油富含DHA，在日常飲食中選擇魚類食物，或是使用魚油營養補充品，都能增加 DHA 攝取量。

2021 年，來自西班牙的研究團隊發表了一項研究 [Sala-Vila, 2021]，他們在人體試驗中發現，在攜帶高失智症風險基因型（ε4ε4）的人群中，藉由飲食攝取 DHA（Docosahexaenoic acid），可以增加大腦防禦力，抵抗失智症。

研究團隊想知道，在中年、認知功能正常且遺傳高風險人口中，DHA 的攝取是不是和阿茲海默症有關。他們針對 45到 74 歲的受試者進行調查，這些人多數有親人罹患阿茲海默症的家族史，因此遺傳到高風險基因型。受試者被安排接受了兩種認知功能測驗，並且透過血液檢查來做 DNA 分析，以及進行 MRI 掃描，透過腦影像獲得阿茲海默症的評估標記（大腦皮質厚度）。最後總共有三百四十人收錄進資料庫，其中包括一百五十七位攜帶一個（ε4ε3 或 ε4ε2）高風險基因，六十一位攜帶兩個（ε4ε4）高風險基因的受測者，

以及一百二十二位無攜帶者（無 ε4）。研究結果發現，在攜帶兩個（ε4ε4）高風險基因的受測者中，DHA 攝取量與大腦皮質厚度有關；DHA 攝取量越多的人，其大腦皮質厚度越厚。

大腦皮質厚度是評估阿茲海默症的指標之一。也就是說，如果先天遺傳風險高的人，可以透過在飲食中增加 DHA 的攝取，來降低失智症的發病風險。但要注意的是，這份結論是在認知功能正常的人群中發現的，適用於認知功能健康的高風險人口；如果已經有輕度認知功能障礙者，請尋求醫療資源，並遵從醫師指示才能獲得改善。

咖哩中的薑黃素
健康好處多

　　咖哩中的薑黃（Turmeric）在人類文明中有很長的一段時間被當作辛香料食材使用，甚至在古印度阿育吠陀醫學記載中，它是消炎、胃部疾病的藥劑之一 [Chattopadhyay, 2004]。

　　薑黃中含有薑黃素（Curcumin）大約 3% ～ 4%，許多研究都發現薑黃素有抗氧化、抗發炎、抗癌細胞生長、抗糖尿病、抗過敏、具有肝保護性與神經保護性 [Portincasa, 2019]。氧化壓力（Oxidative stress）及慢性發炎（Chronic inflammation）是引起許多慢性疾病的重要因子，薑黃素的抗氧化與抗發炎功效，十分具有潛力。然而，薑黃素難以被水溶解的特性，造成腸道難以吸收，即使進入腸道，還是會經由肝臟將其代謝分解成各種不同結構的產物，減少了生體

可用率。市面上許多販售營養補充品的廠商，為了增加薑黃素吸收率，加入了啤酒花（Xanthohumol）萃取物或是胡椒鹼（Chavicine）萃取物來提升吸收效率，可以提升數倍薑黃素的溶解度、生體可用率與細胞吸收 [Dei Cas, 2019]。

2018 年，美國加州的 Gary W Small 醫師及 Jorge R. Barrio 教授組成的團隊，執行了追蹤長達十八個月的臨床試驗 [Gary, 2018]，試圖了解在尚未失智的人群中，薑黃素對於大腦的記憶力、注意力、大腦內類澱粉蛋白（Amyloid）及 tau 蛋白是否會造成影響。實驗募集了四十位 51 到 84 歲的受試者，參加為期十八個月的臨床試驗。這些受試者經由認知功能測試，確認沒有罹患失智症後被隨機分派到兩組，一組拿到的是安慰劑，而另一組則是 90 mg 的薑黃素（Theracurmin®）。兩組受試者都需要一天吃兩次（藥物組為 180 mg 薑黃素／天），並持續進行十八個月。

本試驗的主要觀察指標為語意記憶（Verbal memory）、視覺記憶（visual memory）。次要觀察指標則是注意力測試。給予藥物前後，研究團隊使用正子斷層掃描來監測受試者大腦各區域的類澱粉蛋白沉積及 tau 蛋白量。

試驗結果包含兩個部分：服用薑黃素十八個月後，三個面向認知功能的變化情形。

1 **提升語意記憶**

服用薑黃素十八個月後受試者語意記憶測試（Buschke Selective Reminding Test, SRT） 分數提升了 20.3 分；相較於控制組，服用安慰劑持續十八個月，測試結果僅提升 1.9 分。由此可以得知，薑黃素對沒有失智的受試者而言，有顯著提升語意記憶的效果。

2 **提升視覺記憶**

研究團隊另外使用了視覺記憶測試（Brief Visuospatial Memory Test–Revised, BVMT-R） 來評估受試者十八個月的前後差異，結果顯示服用薑黃素的受試者在試驗後，測驗分數上升 3.7 分；而控制組上升 2.0 分，代表薑黃素對沒有失智的受試者而言，有顯著提升視覺記憶的效果。

3 提升注意力

注意力測試方面，研究團隊使用連線測驗（Trail Making Test），此測驗是要受試者根據特定規則繪製，將二十五個點連成一線，考驗搜索速度與專注力。結果發現服用薑黃素的受試者，測驗分數上升 8.0 分；而控制組上升 2.8 分，代表薑黃素對未失智的受試者而言，有顯著提升注意力的效果。

試驗結束後，三十位受試者進行正子斷層掃描，透過影像可以看到他們各個腦區的類澱粉蛋白沉積情形。結果顯示，服用十八個月薑黃素的受試者，大腦內沉積的類澱粉蛋白明顯較試驗前來得少，而控制組試驗前後則沒有差異。這表示薑黃素可能是透過調節類澱粉蛋白在腦中沉積，進而影響認知功能，包括記憶力和注意力。

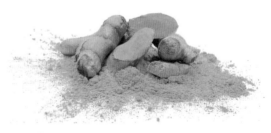

⬆ 薑黃素可以降低大腦內異常蛋白沉積。

益生菌、維生素 B 群
維繫腦健康

　　腸道是人體的第二個大腦，最近很熱門的「腦腸軸」理論使我們理解到，原來腸道與腦一直密切地相互溝通。腦神經細胞分泌的神經傳導物質或腸道菌分泌的激素，都可以透過迷走神經或血液循環彼此傳遞訊息，進而彼此互相影響。好腸道菌分泌的激素對腦部有益處，然而壞腸道菌會分泌大量的毒性分子，刺激腦部發炎反應，加速類澱粉蛋白的沉積，產生失智。這種情形在老年人更為明顯，因為老人家消化功能及食慾減低，提供好腸道菌生長的食物就跟著減少，再加上便祕、免疫力下降、長期服藥等因素，使壞腸道菌增生。這種腸道菌落的失衡會使他們的認知功能急速退化，導致失智。因此，建議老年人規律服用益生菌（Probiotics）或益生元（Prebiotics）來顧好腸胃，維持腸道菌落的平衡。

　　益生菌（Probiotics）是富含好腸道菌的保健食品如乳酸菌、比菲德氏菌、乾酪乳桿菌、雷特氏菌等。益生元則是富含天然食物中不易被人體酵素消化的膳食纖維或寡糖，但它們可被腸道益生菌利用，有助於菌群的增生。

　　有個朋友對我說，他有一位上了年紀的親戚長年吃素，最近突然全身倦怠食慾不振，神智越來越不清楚，性情也變得很暴躁。後來他吃了牛肉之後，整個人突然恢復正常，問我到底怎麼回事？我告訴他，這是缺乏維他命 B12 所造成的精神症狀，而牛肉含有豐富的維他命 B12。

　　維生素（Vitamin）是一群有機化合物，在生理上扮演著重要的角色。然而，人體無法自行合成，因此需要從平日飲食中攝取足夠的量，以維持健康。

　　人類需要的維生素共有十三種：包括四種脂溶性維生素（維生素 A、D、E、K），以及 9 種水溶性（維生素 C、B1、B2、B3、B5、B6、B7、B9、B12）。維生素 B 是天然的抗壓劑，對於腦細胞功能的發揮有重要影響。B1 硫胺素有助醣類代謝，以及核酸、脂肪、胺基酸的形成。B2 核糖黃素有

能量代謝作用。B3 菸鹼素有利能量的代謝和製造，還能調節人體的免疫反應。B5 泛酸協助固醇類激素與多種神經傳導物質的合成，還有氧化代謝作用。B6 抗皮炎素可影響免疫功能，蛋白質代謝，調節腦內葡萄糖，以及多種神經傳導物質的合成。B7 生物素有利葡萄糖代謝和平衡。B9 葉酸能活化 B12，並有助細胞分裂。B12 鈷胺素類可協助 DNA 調控與合成。

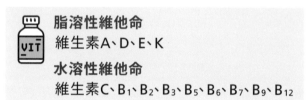

維生素 B 基本上是由植物所合成，是人體代謝不可或缺的元素。不僅參與調控免疫，對於造血、荷爾蒙製造調控、能量代謝，甚至神經功能，都能見到功效 [Kennedy, 2016]。維生素 B 群調控著神經傳導物質，同時也是能量代謝的重要推手，若攝取量不足，睡眠與大腦的認知功能如情緒、記憶等，都會受到影響。

■ 維生素 B 群的功能及攝取來源

維生素 名稱	功用	攝取來源	一天建議 攝取量 （非懷孕／哺乳成人）	相關疾病
硫胺素 （B$_1$）	參與胺基酸、脂肪、核酸的形成，醣類代謝	全穀麥片、綠色蔬菜、馬鈴薯、豬肉、蛋	0.9-12mg	腳氣病、高沙可夫症候群 （* 註）
核糖黃素 （B$_2$）	能量代謝	奶製品、葉菜類、酵母、菇類、豆類	1.0-1.3mg	口角炎、咽炎
菸鹼素 （B$_3$）	調控免疫反應，能量的製造與代謝	肉、魚、全穀麥片、花生、菇類、豆類	14-16mg	癩皮病
泛酸 （B$_5$）	氧化代謝，參與多種神經傳導物質及固醇類激素的合成	肉、花椰菜、全穀麥片	5mg	痤瘡

抗皮炎素（B_6）	調控多種神經傳導物質的合成及腦內葡萄糖，影響免疫功能，蛋白質代謝	肉、魚、豆類、香蕉、馬鈴薯	1.5-1.6mg	皮膚炎、紅眼病
生物素（B_7）	葡萄糖代謝與其平衡	蛋、豬肉、葉菜類	30mg	嬰兒生長障礙
葉酸（B_9）	活化 B_{12}，幫助細胞分裂	葉菜類、豆類、柑橘	400mg	巨細胞性貧血
胺素類（B_{12}）	幫助 DNA 合成及調控	肉、魚	2.4mg	周邊神經病變、惡性貧血

* 高沙可夫症候群（Korsakoff's syndrome）又稱為健忘症候群，病徵為冷漠、選擇性遺忘、虛構症等。奧利佛‧薩克斯的《錯把太太當帽子的人》一書中有詳述案例。

　　飲食失衡者、酗酒者、素食者、腸胃吸收不良的老年人、慢性腎臟疾病者（吸收能力降低，洗腎時容易被析出），都是維生素 B 攝取量不足的高危險群，平日應特別注意飲食，或是選擇每天吃一粒綜合 B 群來補充。雖然維生素 B 群是水溶性，就算超出一天建議攝取量，並不會有立即性危險或傷

害，但過度攝取的話，有可能會出現失眠、焦慮、噁心等症狀。

　　鎂是腦健康不可或缺的礦物質，攝取適度的鎂有助於降低血壓、血脂、胰島素阻抗及血栓形成，它也有助於鎮靜神經，可提高睡眠品質。此外，鎂還有輕瀉作用，可改善便祕。缺乏鎂的話，大腦更顯老化，一般人普遍有鎂攝取量不足的情形。鎂多存在於綠色蔬菜中，香蕉、全穀類、核果、腰果、杏仁也含豐富的鎂，不妨盡量從食物中攝取足夠的鎂。

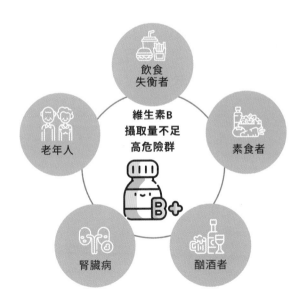

運動健腦
機制

美國休士頓的研究團隊收集了一百零二位健康男性，觀察他們進行有氧運動的頻率與程度，以及血液中各種免疫細胞比例的相關性 [Spielmann, 2011]。結果發現，經常做有氧運動的人，免疫細胞老化的比例較低，身體慢性發炎的機率也減少。

當身體進行活動時，骨骼肌受到刺激會產生肌肉激素（Myokine），保護免疫系統功能，避免慢性發炎。許多研究都已證實，運動可以讓免疫系統更健康，同時降低老化免疫細胞釋出過多的發炎因子，導致其他疾病產生的風險。因此，養成運動的習慣，可以減緩甚至逆轉免疫系統老化。

透過眾多科學家的研究，我們可以用更細微的層次來看腦神經的變化。研究發現，透過運動讓腦變得更健康的機制是：

1 促進海馬迴齒狀回（Hippocampal dentate gyrus）的神經新生

此腦區與老化息息相關，除此之外，它還是腦部發育成熟後，少數幾個仍具有神經新生能力的腦區，主要負責學習與情緒反應的神經核。

2 減少 β 類澱粉蛋白（β- amyloid）沉積

阿茲海默症是常見的失智症，患者被發現大腦沉積 β 類澱粉蛋白；而動物實驗也發現進行高強度運動的老鼠，其血漿與大腦中的 β 類澱粉蛋白含量較低。[Li, 2019]

3 增加腦源性神經滋養物質（BDNF）

這是大腦非常需要的蛋白質，對於突觸生長以及長期記憶來說很重要。若是缺乏的話，可能會造成認知功能障礙（包括失智症），透過運動增加腦源性神經滋養物質，可提供大腦所需要的養分。

有氧運動能使大腦回春，遠離失智。

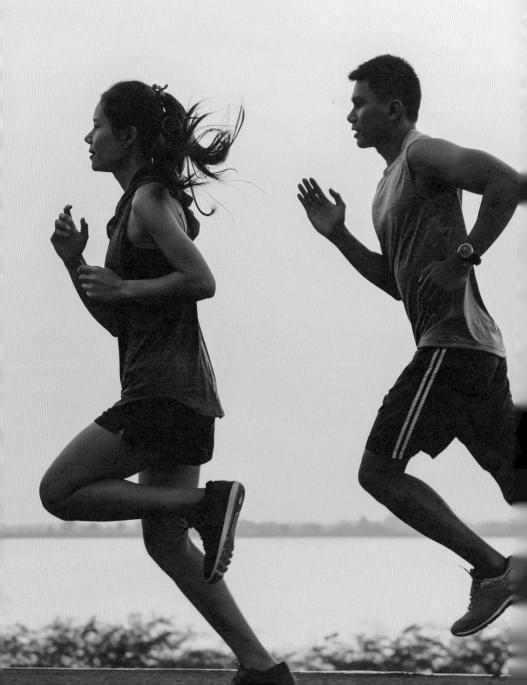

2020 年，美國加利福尼亞大學舊金山分校的研究團隊在《Science》期刊上，發表了一篇關於運動對大腦有益的可能機制與未來治療應用 [Ansere, 2020]。研究團隊回顧過去文獻，發現異質異體共生技術（Heterochronic Parabiosis）能提升年老的老鼠認知功能。此技術是將年輕的老鼠與年老的老鼠血管互接，成為血液循環的一部分，結果年紀較大的老鼠海馬迴有回春的效果，記憶與認知功能提升。根據此概念，研究團隊進一步將有運動的老鼠血漿輸入不運動的老鼠體內，發現不運動的老鼠輸血之後，海馬迴神經元的生成與神經滋養因子濃度都會增加，認知功能也改善許多。

此外，他們發現肝臟裡面有一種豐富的蛋白質叫做糖基化磷脂醯肌醇特異性磷脂酶 D1（Glycosylphosphatidylinositol-specific Phospholipase D1，GPLD1），對於改善認知功能以及增加海馬迴神經新生是必需的。在運動時，這種蛋白質會被誘導出來，而在有規律運動的 66 到 78 歲老人的血漿中，GPLD1 濃度也比較高。但令人不解的是，GPLD1 並不能直接穿越血腦屏障到腦神經細胞裡作用，如何讓海馬迴回春呢？科學家們推論運動能健腦的作用機制如下：

1　經由運動所誘導出的 GPLD1 會水解糖磷脂醯肌醇
（Glycophosphatidylinositol，GPI），進而釋
放某種激素來促進海馬迴的神經新生，並增加腦源
性神經滋養物質（BDNF）的釋放。

2　在運動後，血液裡的脂肪荷爾蒙（Adipokine）、
肝素（Hepatokine）及肌肉素（Myokine）會互
相作用，幫助脂肪轉換為好的棕色脂肪（Brown
fat），提升代謝效率，使腦源性神經滋養物質
（BDNF）增加，有益於睡眠、情緒與記憶等認知
功能的表現。

　　儘管本篇研究並未指出需要多少運動量及強度才能達到大
腦回春的效果，但也許有一天，那些不方便運動或不喜歡運
動的人，也能夠透過輸入有運動習慣的人的血液，來使他們
的大腦回復年輕 [Reynolds, 2020]。

　　綜而言之，運動的好處多多，規律運動不僅能夠強化肌肉，
也對大腦十分有益。

　　現代人使用電腦或手機上網的時間越來越長，導致久坐的時間增加。中國南海醫學院研究團隊曾經蒐集了十八個研究報告做跨群體分析，他們利用統計學的方法估算久坐引起失智症的風險。結果發現，有久坐習慣的人比沒有此習慣的人發生失智的風險高出 30%。原因是久坐可能會造成醣類及膽固醇的代謝異常。另外，久坐也可能會增加身體的發炎反應。這些異常的生理反應都會傷害到腦部，增加失智風險。所以，我們不管是工作或玩遊戲的時候，每隔一段時間就要起身延展一下筋骨。周末假日盡量遠離手機、電腦，多做一些戶外活動。

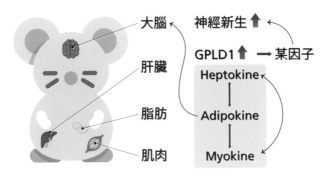

⬆ 運動能增加肌肉量，產生更多肌肉激素，減緩身體發炎反應，降低罹患疾病風險。

快走、有氧運動，
提升心肺和認知功能

　　許多年紀大的長者，看起來總是一副有氣無力的樣子。臨床上觀察，如果符合以下條件的三項就屬於衰弱症（Frailty）：身體活動量少、自覺疲乏、走路速度緩慢、體重減輕，以及握力低落。

　　清早或傍晚出門時，經常會看到很多年長的老人繞著公園健走，或是聚集在公園裡跳舞、打太極拳。每個人都想要有個快樂健康的老年生活，但究竟要運動到什麼樣的程度，才可以對身體產生正面影響呢？每天在公園健走或跳舞的老人，真的比較健康嗎？

　　打太極拳是老年人常見的運動，即使運動時間較短或是經過改良的太極拳動作，都可以提高肌力與柔軟度，改善平衡

狀態，避免跌倒造成的傷害。

國外一些研究發現，打太極拳能降低血液中「C-反應蛋白」，也就是減少身體的發炎反應。此外，太極拳是一種冥想練習，能大大減少焦慮和壓力，甚至降低血液中的皮質醇（也稱為壓力荷爾蒙）。

上了年紀的人較不容易進行高強度的運動，所以低強度的有氧運動，像是快走、跳舞等，都是不錯的選擇。美國克羅拉多大學的學者曾做過一項失智症有關的有氧運動研究，共有一百八十人參加了臨床試驗。這項研究用腦影像解釋了低強度有氧運動對大腦健康的幫助 [Mendez Colmenares, 2-21]。

氧氣是透過我們的心、肺、血管，協力運送到各個細胞組織。心肺適能就是心肺耐力（Cardiorespiratory fitness, CRF），耐力越好，運動較久，較不容易疲倦。包括快走、慢跑、游泳、騎自行車等有氧運動，都可以強化心肺耐力。研究顯示，進行有氧運動來強化心肺適能，是改善衰老和提

升大腦健康的方法之一，讓血液循環更順暢，可以順利攜帶養分供給腦細胞，並清理腦內的有毒物質。

腦白質的健全與否是認知功能老化的指標，上頂醫學影像科技的團隊從先前長期觀察健康老人的研究中發現，只要六個月的時間，就可以從腦影像中觀察到腦白質如何產生改變。平常活動量很少的老人，增加快走的習慣後，能夠改善腦白質的健康程度。

許多年紀大的長者，體力不佳，也影響到外出活動的意願。培養運動習慣，可以幫助他們維持身體基本機能，進而拓展身心健康。但是，在運動時要注意以下幾點：

1 與專業人士討論

許多老年人有背痛、膝蓋痛、心臟或肺部等疾病，是令他們抗拒運動的原因。剛開始建議不妨從低強度訓練開始，並且跟物理治療師討論適合的運動量和運動方式，不僅能減輕疼痛，同時達到運動效果。

2　適時使用輔具

一開始太過強烈的運動可能造成反效果。為了避免運動傷害，可以慢慢展開鍛鍊計畫。藉由合適的設備或輔具裝置，加上專業人員在旁監督協助，不僅能安心運動，還能建立自信。

3　找尋運動夥伴

有些老年人獨自運動會感到不安，如果邀約伴侶、鄰居、朋友一起參與運動，互相激勵練習，讓運動變得更有趣。或是聘請私人教練、物理治療師建立可實現的運動目標，保持持續訓練的動力。

有氧運動能改善腦部認知功能

美國科羅拉多大學進行了一項臨床試驗，研究人員招募了一百八十位 60 到 79 歲日常活動度低的老人進行以下列測試，包括：電話認知功能問卷測試、磁振造影掃描，以及利用跑步機壓力測試來衡量心肺耐力。受試者分為四組，由專業老師指導，進行不同運動，每周三次，每次一小時。

第一組是以靜態瑜伽為主的伸展與穩定性訓練，第二組是快走訓練組，前六周以 50% 最大心率快走二十到三十分鐘，接著提升到 75% 最大心率快走四十分鐘，維持十八周；第三組是跳舞組，受試者會被帶領著練習各種舞蹈。

經過半年的訓練，這些受試者再次進行認知功能問卷測驗、MRI 磁振造影掃描，以及跑步機的心肺耐力測試。從腦影像結果發現，與靜態瑜伽組相比，跳舞組和快走訓練組腦白質影像訊號（T1 或 T2 加權影像）提升，表示腦白質中的神經纖維束完整性更高。其中快走訓練組的訊號提升得比跳舞組稍多，表示快走訓練對於腦神經健康幫助更大。除此之

外，在問卷評估認知功能上，快走訓練組的事件記憶網絡分數與腦白質訊號相關性明顯高於其他兩組，表示對於認知功能有一定程度的幫助。

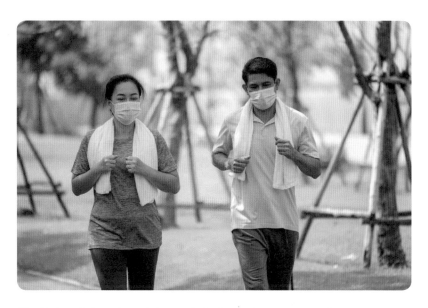

⬆ 健走、有氧運動，讓大腦更有精神和活力，思路更清晰。

透過這項研究，我們知道健走、跳舞這些有氧運動確實可以讓大腦更健康。但必須注意的是，快走需要達到 75% 最大心跳率，感覺到肌肉輕微痠痛、呼吸輕鬆，同時適量出汗的程度，才能有如此成效。速度過慢的散步，可能無法達到目標的運動強度唷！

　從現在開始，進行每周三次、每次四十分鐘的有氧運動、快走訓練，將幫助你強健大腦，活力滿滿！此外，游泳、慢跑、跳繩、騎自行車及各式各樣的球類運動，都是對大腦有益的選項。

高強度間歇式訓練
增強腦健康

心血管問題是罹患失智症的危險因子之一，若降低心血管疾病的發生率，就能減少罹患失智症的風險。心血管健康程度與腦健康有高度相關性，保持心血管健康就是在強健自己的大腦，更有能力抵抗衰老與疾病。

2020 年，一份來自英國的研究報告指出，高強度間歇式訓練（HighIntensity Interval Training, HIIT）可以有效促進心血管以及腦健康 [Martland, 2020]。

什麼是高強度間歇式訓練？顧名思義，就是「高強度」搭配間歇性的運動菜單，在每個運動組合之間，加入短時間的休息空檔。高強度是指運動時最大心率必須達到 80% 以上，也就是運動後感覺到喘，難以順暢說話的狀況。高強度間歇

式訓練的運動菜單設計，目前尚無單一的菜單可以推薦給所有人，不妨試試看多種不同訓練內容後，選擇自身感受最有效果的運動項目。

進行高強度間歇式訓練時，全身細胞對氧氣及葡萄糖的需求都大幅上升，在交感神經受到興奮刺激下，心臟擠壓出更多血液，血管壁內皮細胞造成的剪應力（Shear stress），會刺激內皮細胞合成一氧化氮（Nitric oxide, NO），使血管舒張，來保護血管受到發炎因子與血管壁之間產生交互作用導致內皮損傷。

血管壁上的內皮細胞上有許多接受器，可以感知剪應力的改變，這些刺激會開啟更多分子機轉與訊號傳遞，使大腦神經產生自我保護的功能。神經保護是人體天然的防護機制，它的功能越強大，越能抵抗老化或是神經退化性疾病所帶來的神經元損失。

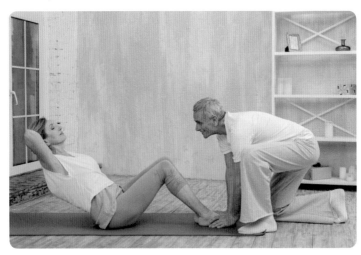

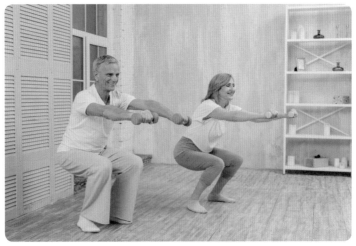

⬆ 高強度間歇式訓練可提升心肺功能、增加大腦血液流量，讓
腦細胞獲得充足的氧氣與養分。

高強度間歇式訓練還可以帶來其他心血管保健的優點，包括降低低密度脂蛋白（壞膽固醇，可能囤積在血管壁上，阻礙血流引起心血管疾病），增加高密度脂蛋白（好膽固醇，負責將血液中膽固醇攜帶至肝臟代謝掉），有助提升心肺功能、增加大腦的血液流量，讓腦細胞得以獲得更充足的氧氣與養分，提升血管對血流變化的反應力。研究也指出，良好的心肺能力可以降低中風死亡率，並且降低罹患失智症的風險。

　　美國伊利諾大學克拉馬博士研究團隊發現，中老年人接受肌力運動（增肌）和有氧運動（減脂）的訓練半年後，比只接受有氧運動或只接受肌力運動，其認知功能有更明顯的進步。所以，我們去健身房努力增肌減脂，不單是為了追求窈窕健美的體態，更是為了健腦。

　　每周兩次、一次三十分鐘的高強度間歇式訓練，可以為健康帶來許多益處，不僅預防心血管問題，還能保護人體最重要的器官──腦，使腦部生物年齡更加年輕。想要健康活到老，現在就開始動起來吧！

桑拿促進血液循環，
降低失智症風險

　　一則芬蘭發表的世代研究，募集了兩千三百一十五位年紀介於 42 歲到 60 歲的健康男性，平均持續追蹤 20.7 年的時間 [Laukkanen, 2017]。參與研究的受測者會在加入時量測基本的 BMI 以及抽血檢查心血管健康相關數值，例如膽固醇、三酸甘油酯、血糖等，並記錄其生活習慣（是否有抽菸、運動等）、疾病史（心臟病、糖尿病等）。追蹤期間，透過問卷定期檢視這些受試者洗桑拿浴的頻率與健康狀況，若被診斷出有記憶力相關的疾病，則透過醫院的病歷及醫師報告來記錄。

經過十八到二十三年（平均 20.7 年）漫長的資料蒐集，在這些受試者中，共有兩百零四位罹患失智症，其中一百二十三位是阿茲海默症病患。研究團隊根據受試者洗桑拿浴的頻率，分為三組：A 組六百零一人，每周一次；B 組一千五百一十三人，每周二到三次；C 組兩百人，每周四到七次。結果發現，比起 A 組，C 組罹患失智症的機率更低（A = 10%；B = 9%；C = 4%）；而罹患阿茲海默症的人數也有相同趨勢，C 組罹患阿茲海默症的機率最低（A = 6%；B = 6%；C = 3%）。根據以上數據，研究團隊推估，每周洗四到七次桑拿浴組，比起每周一次的人，罹患失智症或阿茲海默症的風險降低大約 65%。

　　高血壓是失智症的重要危險因子之一，從這項研究資料顯示，每周洗桑拿浴四到七次的人較每周一次的人，罹患失智症的風險較低。其他研究則指出，桑拿可能對高血壓、慢性阻塞性肺病、慢性疼痛、類風濕的病情有所幫助 [Crinnion, 2011]。

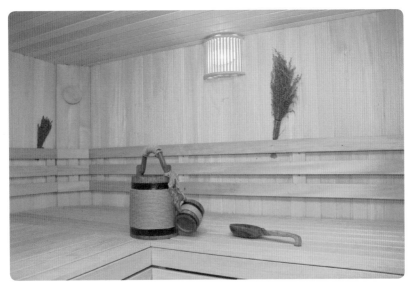

↑ 定期桑拿浴有助增加血管內皮功能、緩解高血壓，減緩失智症風險。

　　洗桑拿浴最顯而易見的效果是促進血液循環，並讓身體放鬆、發熱出汗，對於平常運動量較少的人而言，不啻是增加排汗並提升新陳代謝的好方法。

學習能活化大腦
延緩失智

2021 年 7 月《Neurology》期刊上發表了一篇有關認知功能活動對阿茲海默症的影響的研究 [Wilson, 2021]。研究團隊針對一千九百零三位尚未發病失智症的高齡長者，每年追蹤一次。為了了解認知活動對失智症的影響，研究團隊設計出一項認知功能活動量表，比較受試者認知功能活動與失智症發病年齡的關係。六年八個月後，發現共有四百五十七位長者被診斷為失智症，他們的平均年齡為 88.6 歲，分數最低的 10% 受試者，平均發病年齡為 88.6 歲；分數最高的 10% 受試者，平均發病年齡為 93.6 歲。研究結果顯示，認知功能活動越多，失智症發病的時間也就越晚；而且認知功能活動頻繁的人，比起較少進行認知功能活動的人，延緩了五年的阿茲海默症發病時間。

大腦認知功能的活動與失智症息息相關，許多失智症評估量表也將受教育年分當作評估失智症風險的依據之一。通常受教育時間越久的人，罹患失智症的風險相對較小；反之，則風險較大。

求學時期，我們的大腦藉由學習不斷接受新的刺激。離開校園後，工作與進行認知活動就是讓我們的大腦持續獲得刺激的方式。許多人退休之後無所事事，深居簡出地宅在家，不再與人交流，腦萎縮得快。

有位企業家今年已 80 歲，但他做認知功能測驗的分數比一般年輕人還來的高，我很好奇地問他，是什麼原因造成的呢？

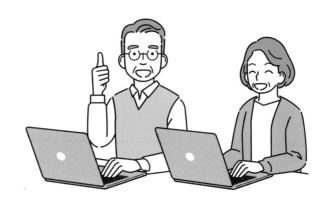

他說，那是因為他處在競爭激烈、瞬息萬變的職場環境中，常常得動腦筋想辦法解決各式各樣的問題，並且吸收新知，才能跟上時代的潮流。由於他經常腦力激盪，大腦形成了豐富的神經連結，成為有利的認知備源（Cognitive reserve），可以抗衡因老化所導致的腦神經損傷，所以認知功能始終維持年輕的狀態。

　我常鼓勵大家多動腦，或是培養一項興趣，不管是畫畫或學語言都好。閱讀、寫作以及玩遊戲，都是能夠給予大腦刺激的管道。而需要與人互動的桌遊可以激發思考，又能滿足社交需求，是健腦的好方法。

熬夜傷腦，
養成良好的睡眠習慣

「最近常忘東忘西，頭腦不靈光，是不是腦霧了？」在日常生活中，我們常會聽到有人這樣說。

腦霧是形容一個人無法像以前那樣好的學習、記憶能力，無法集中注意力，長時間做一件事情，情緒難控制，思想不連貫，語言表達力變差。它在過度焦慮或疲憊的狀態下會發生，好像我們的腦感冒了。這種腦霧通常經過適度的休息、睡眠、紓壓後就會解除。

我們每個人多多少少都有暫時性腦霧的經驗，但有些腦霧是因特定疾病造成的，例如頭部創傷、化學治療、長新冠、憂鬱症或阿茲海默症的輕度認知功能障礙。這種腦霧持續的時間比較長，若不積極處理的話，會進一步惡化甚至變成失智症或精神疾病。

腦霧究竟是如何造成的呢？目前我們所得知的是因為腦部的慢性發炎。換句話說，上述種種狀態或疾病都會引起腦部慢性發炎，進一步造成腦細胞的損傷。所以，改善的方法就是透過飲食、生活習慣及營養品來降低腦部的發炎反應。抗發炎的飲食包括富含 Omega-3 的魚肉如鮭魚、鯖魚、沙丁魚、鯡魚。植物性食物則包括堅果、胡桃、核桃、大豆、亞麻籽油、橄欖油等。此外，維他命 A、B、C、D、E 皆有抗發炎的作用。

　除了飲食之外，降低腦部發炎最有效的活動是運動。運動的好處，一方面是減脂，因為脂肪細胞會促進發炎反應；另一方面則是增肌，肌肉會分泌一種賀爾蒙叫肌肉激素（Myokine），而這種肌肉激素是很有效的抗發炎分子。另外，正念減壓、打太極拳、高壓氧或接近大自然等紓壓活動都能降低發炎反應。

　阿茲海默症患者腦中累積了過多的異常蛋白，可在大腦進入深層睡眠時將這些廢物排除。我們的大腦在睡眠時會進行排毒，所以，一定要維持良好的睡眠習慣，每天至少睡足七

小時，且一定要有足夠的非快速動眼期（Non-REM），因為這是腦部進行清除廢物的時間。

美國研究團隊近期於《Science》期刊發表了一項研究成果 [Fultz, 2019]，他們運用傳統磁振造影、功能性磁振造影和腦電圖，分別記錄腦脊髓液的流動情形、腦中血氧濃度的變化和腦波訊號。結果發現腦脊髓液每二十秒會產生一次快速流動，此流動周期與磁振造影的血氧濃度訊號下降，呈現高度的同步化。此外，他們更進一步發現，在深層睡眠的非快速動眼期（Non-REM），產生的腦波訊號（稱為慢 delta 波）在 BOLD 訊號下降前約六秒會突然上升。因此，他們認為深層睡眠時會發出脈衝式的慢 delta 波，會引發腦血流與血量下降，腦脊髓液便乘勢流入腦中，填補減低的血容積，而這樣的現象在醒來之後就消失了。也就是說，唯有在深層睡眠下，才能藉著腦脊髓液規律進出大腦，將大腦內不要的廢物給排除乾淨。

2013 年，神經科學家以侵襲性的光學造影技術使用在老鼠的腦內，發現原來這個管道系統就埋在貫穿腦組織血管

周圍的間隙（Perivascular space），稱之為膠狀淋巴系統（Glymphatic system）[Xie, 2013]。2017 年，日本放射線科醫師 Taoka 首度提出使用擴散磁振造影來測量此系統的功能 [Taoka, 2017]。他所提出的方法不需要打顯影劑，既安全又簡易，因此很快地被採用於許多臨床疾病的研究上。2021年，長庚醫院團隊使用 Taoka 的技術掃描一群社區老人，來研究膠狀淋巴系統功能與睡眠、認知功能的關係 [Siow, 2021]。他們發現睡眠的非快速動眼期時間越長，膠狀淋巴系統的功能就越旺盛，認知功能也越好，證實了睡眠品質的確會影響腦內膠狀淋巴系統功能。

睡眠還有另一個好處就是減重！在美國芝加哥大學與威斯康辛大學麥迪遜分校合作的一項研究中，找來了八十名體質比指數（BMI）過重（介於 25 到 30 之間），且睡眠少於 6.5 小時的成年人進行實驗，受試者多睡 1.2 小時後，每天平均攝取的熱量可以減少 270 大卡。有的受試者在改善睡眠狀況後，每天更可以減少攝取 500 大卡。當受試者改變睡眠模式兩周後，體重就會開始下降。如果持續三年以上，即使不改變飲食習慣，仍然可以減掉大約 12 公斤的體重。

　　現代人工作繁忙、生活壓力大，失眠成為許多人共通的煩惱。中午以後盡量不攝取咖啡因飲料，例如茶、咖啡；睡前避免喝酒和滑手機，減少 3C 產品的刺激。建立舒適的睡眠環境，讓自己在身心準備充分下放鬆休息，都能幫助你一夜好眠。

　　擁有良好睡眠，能幫助鞏固記憶，促進身體機能的修復。熬夜不僅會讓大腦過勞，對腦部健康的影響不容小覷。下一次，當你還想要熬夜追劇的時候，請為你的大腦想一想吧！

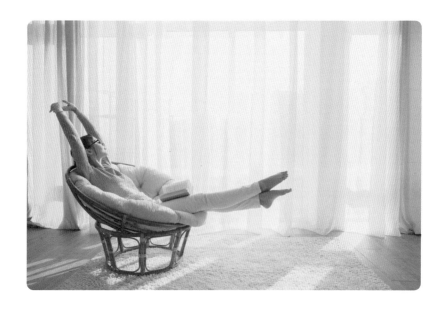

心理的傷
大腦都知道

💡 性格特質與失智症風險

每個人都有不同的性格特質，這些性格特質大都是與生俱來的，會影響一個人的身心健康，甚至決定一生的發展方向。

由美國哈佛大學戈登奧爾波特（Gordon Allport）發起，集許多心理學家之力將眾多性格特質歸類成五大面向（The Big Five Personality）：開放度（Openness）、責任感（Conscientiousness）、親和性（Agreeableness）、神經質（Neuroticism）及外向性（Extraversion），並且製作成五大人格測驗，共五十題。

做完這項測試後，顯示我的性格特質如下：

1. 開放度偏高：

想像力豐富、審美感受性高、充滿好奇心、喜歡冒險和驚奇、不喜歡例行公事。

2. 責任感偏高：

自律、細心、勤奮、有條理、謹慎以及成就需要，但極端時可能是工作狂、完美主義者，也可能會造成他人困擾而不自知。

3. 親和度偏高：

善解人意、待人周到、友善大方且樂於助人，相信人性本善，但極端時可能會變成過度心軟或容易遭到陷害。

4. 神經質偏低：

情緒穩定、安全感充足，面對心理學家負面感受時較能有效的自我化解，但極端時會失去情緒感受力。

5. 外向性：

中等，表示我既不排斥與人群相處社交，也喜歡獨處沉思。

巴黎大學的研究團隊利用一個在英國蒐集的世代追蹤資料（Whitehall II），分析了六千一百三十五位年齡從 60 到 83 歲老人的性格特質，以及日後發生失智症的紀錄 [Singh-Manoux, 2020]。他們發現責任感偏高的人，失智比例較低，而且此相關性不受社經地位和情緒的影響；反之，神經質偏高者較容易罹患失智症，而此相關性與他們的憂鬱症傾向有關。美國國家衛生研究院（National Institute of Health）研究團隊根據巴爾的摩老化追蹤研究（Baltimore Longitudinal Study of Aging, BLSA）資料，分析了一百一十一位老人的性格特質、臨床失智診斷，以及死後屍檢的結果 [Terracciano, 2013]。他們發現腦內有異常蛋白存在、責任感偏低或神經質偏高的人比較容易罹患失智症；反之，責任感較高或神經質偏低的人，即使腦內有異常蛋白存在，也不容易失智。這些人的大腦內有較高的腦源性神經滋養物質，以及海馬迴、前額葉與顳葉腦體積較大，這些因素會鞏固腦部結構與功能的健康，使大腦有足夠資源或所謂「韌性」（Resilience）去抵禦異常蛋白的侵害，不致失智。

那麼，不同性格特質的人，腦內異常蛋白的堆積是否也有所不同呢？同一個團隊在幾年後又針對這個問題發表了進一

步的研究結果 [Terracciano, 2022]。

　　他們從巴爾的摩老化追蹤研究資料中選出三百多位接受過性格特質測驗且經過腦內異常蛋白影像檢查的受試者。腦內異常蛋白影像有兩種：（1）使用碳十一同位素的匹茲堡複合物 B（11C-Pittsburgh compound B, PiB）來偵測類澱粉蛋白，（2）使用氟十八同位素的 AV1451（18F-flortaucipir, 18F-AV-1451）來偵測 tau 蛋白。結果發現，神經質偏高的人，腦內兩種異常蛋白含量也偏高；相對地，較有責任感的人，他們腦內兩種異常蛋白的含量較低。這樣的相關性不因性別、年齡、教育程度、憂鬱症狀、海馬迴體積及 APOE 基因型而改變，表示性格特質是腦內異常蛋白累積的獨立風險因子。值得一提的是，這個相關性在認知功能正常的單純族群之中，比認知功能正常及不正常的混合族群更強。

　　此研究結果暗示了兩者之間的因果關係：異常蛋白累積的不同，是因性格特質不同而造成的。因此，研究人員認為好的性格特質不但具有影響腦抵抗失智症的「韌性」，也有能防止異常蛋白在腦內產生的「抵禦性」（Resistance）。

美國密西根大學心理系里奇蒙博士所領導的研究團隊，做了一項史無前例的健康研究 [Richmond-Rakerd, 2022]。他們從紐西蘭醫療資料庫中取得一百七十一萬一千三百八十六位受試者的健康資料，並做了長達三十年的追蹤。追蹤時期從 1988 年 7 月到 2018 年 6 月結束，追蹤年齡從 21 到 60 歲。在追蹤期間，研究人員蒐集了這些人是否罹患心理疾病、身體疾病，以及失智症的疾病史。他們將這些疾病分成：物質濫用、精神錯亂、情緒問題、神經質（如焦慮）、生理困擾、性格異常、發育問題、行為問題，以及未分類（包括自殘）等九大類。

　結果發現，受試者中有六萬四千八百五十七人（3.8%）罹患心理疾病，有三萬四千零二十九人（2.0%）罹患失智症。而在得到心理疾病的六萬四千八百五十七人中，有三千九百五十七人（6.1%）罹患失智症。反之，在未得到心理疾病的一百六十四萬六千五百二十九人中，有三萬零七十二人（1.8%）罹患失智症。所以，得過心理疾病的人罹患失智症比未曾得到的人有 3.5 倍高的相對風險。

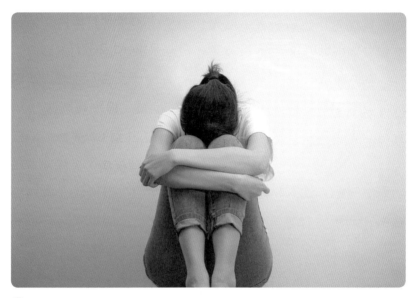

🔼　研究顯示，性格特質與失智有關。

　　在這九大類心理疾病中，精神錯亂的相對風險最高（6.2 倍），其次是物質濫用（5.3 倍）、情緒問題（4.7 倍），最低的是神經質（2.9 倍）。即使他們將心理疾病較容易併發身體疾病這項因素排除，得過心理疾病的人仍然比沒有得過的人有較高的失智風險。另外，他們也發現，得過心理疾病的人從認知功能正常轉變成失智的平均時間是 8.56 年；而未得過心理疾病的人，平均是 14.17 年。由此可知，罹患過

心理疾病者比起一般人，認知功能退化的速度比較快。為什麼呢？原因可能是心理疾病會造成衛生習慣差、人際孤立、社經地位下滑，或不得不使用精神藥物。另外，也可能是心理疾病與失智症有共同的致病因素，像是基因、低教育程度、低智商、慢性發炎、腦小血管病變和氧化、壓力等。

雖然一個人的人格特質不容易改變，但我們可以盡量避免負面、消極的有毒思想縈繞腦海中，使自己的生活有目標，一點一滴地改善腦健康，來預防失智海嘯的侵襲。

憂鬱症與失智症的關係

一位事業有成的 60 歲男性，他在中年時罹患過憂鬱症，雖然現在不再需要服藥，但他在做腦齡檢查時赫然發現有明顯老化的現象。可見，過去的心靈創傷，仍會在大腦留下傷痕。另一位 20 初頭的大學女生，天資聰明也很會讀書，但長年為焦慮症與失眠所苦。她接受腦齡檢查後發現，腦齡有明顯老化的現象，血液中的壓力賀爾蒙指數也異常升高，看來情緒困擾已造成她的腦部過度老化。後來她接受我的建

議，透過飲食、生活來改善睡眠品質與情緒，情況已有改善。

　　許多研究都發現憂鬱症與失智症有關聯性，但兩者到底是什麼樣的關係，卻一直出現很多爭議性。有的研究者認為憂鬱症是失智症的危險因子，因為他們觀察到憂鬱症患者十年後罹患失智症的機會增加。有的研究者認為憂鬱症可能是失智症的前驅症狀，因為有些失智症患者在確診前幾年，表現出憂鬱症的症狀。另外，憂鬱症與失智症的關聯性，也可能受到性別、社經地位、疾病史、家庭環境等因素的影響。換句話說，憂鬱症患者可能在這些因素中較為劣勢，導致失智症。

　　為了釐清這個問題，瑞典優密歐大學（Umeå University）研究團隊從瑞典國家病患登記資料庫（Swedish National Patient Register, SNPR）[Holmquist, 2020] 中找出 2005 年登記年齡為 50 歲以上，居住在瑞典的居民。1964 至 2016 年的追蹤資料，共三百三十四萬一千零一十人。團隊再從其中選出期間罹患憂鬱症的患者，共十一萬九千三百八十六人。這些人中有九千八百零二人後來又罹患了失智症。

研究人員另外再找了一群對照組，共十一萬九千三百八十六人，他們的性別、年齡、國籍都與實驗組相匹配，並未罹患憂鬱症。研究人員追蹤了 10.41 年後，發現實驗組（得過憂鬱症）得到失智症的比例是 5.5%（9,802/119,386）。相對地，對照組（無憂鬱症）得到失智症的比例是 2.6%。因此，憂鬱症患者罹患失智症的相對風險是沒有憂鬱症的 2.47 倍。

　他們還進一步發現，憂鬱症患者半年內罹患失智症的風險最高，隨後急遽下降，但風險在長達二十年之後仍持續存在。而此風險在中、重度憂鬱症患者身上，比輕度憂鬱症者持續更久，而且血管型失智症比阿茲海默症的風險持續時間更久。此外，他們也發現因憂鬱症而提高失智症的風險，並不受性別、社經地位、疾病史或家庭環境的影響。

　這項研究雖然是一個回顧型研究，但幫助我們釐清了幾個謎團。首先，憂鬱症是失智症的風險因子。早年得憂鬱症者（特別是重度憂鬱症），晚年得到失智症（特別是血管型失智症）的風險確實會增加。比起無憂鬱症者，其相對風險提高 2.5 倍，而且此風險並不受性別、社經地位、疾病史和家

庭環境的影響。

　　為什麼憂鬱症會使失智症風險提高呢？目前神經科學家認為，這可能是憂鬱症患者的下視丘－腦下垂體－腎上腺素的內分泌軸心（Hypothalamus-pituitary-adrenal axis, HPA axis）過度活躍所引起的 [Brenowitz, 2021]，它會產生過量的醣皮質激素，引起全身性發炎反應，導致動脈粥狀硬化，血管壁增厚，影響腦部血流，造成腦部白質及灰質因缺氧而受損，因而罹患失智症（這種因早年憂鬱症而在晚年產生失智症的類型，推測可能是血管型失智症）。研究人員也發現，罹患憂鬱症半年內的患者，罹患失智症的機率（推測可能是阿茲海默症）相當高，憂鬱症可能是失智症的前驅症狀。

　　焦慮症是另一個常見的身心症，很多焦慮症患者同時合併憂鬱症。那麼，焦慮症患者是否容易罹患失智症呢？

　　英國南安普敦大學（University of Southampton）的吉姆森教授曾做了一個系統性的文獻回顧 [Gimson, 2018]。他從三千一百五十篇論文中，嚴格篩選出四篇論文，其中共有

兩萬九千八百一十九位純粹焦慮症患者的個案,他們在確診後十年內並未罹患失智症。結果發現,這些患者十年後罹患失智症的風險比率,明顯大於對照組(風險比率從1.48到7.4不等)。此結果告訴我們,焦慮症本身可能也是失智症的危險因子。因為心理壓力會使糖皮質激素分泌上升,引起發炎反應、動脈粥狀硬化,進而加速細胞老化、喪失神經可塑性,最後導致失智症。

現代人經常面對許多生活和工作上的壓力,例如新冠疫情帶來的人際疏離、痛失親友、失業、物價上漲問題。三明治世代,除了上班工作,下班後還得照顧小孩和長輩,蠟燭兩頭燒;或是長期被病痛折磨、突然罹患嚴重疾病等重大事故,都會讓人感到極度疲憊無力,這種情形叫作心理倦怠(Mental fatigue)。典型的心理症狀有焦慮不安、憂鬱頹廢、感覺無助無力、韌性不足、神經緊繃到無法再承受一丁點的壓力。身體的症狀則有疲勞、易怒、失眠、全身疼痛、飲食失調、暴食或厭食。如果沒有適時紓解改善,可能會造成身心症,甚至引發一些家庭和社會的問題。

　　長期處在高壓的生活環境下對腦傷害很大，所以找尋一、兩個適合自己的紓壓方法很重要，可以讓腦部得到充分休息，重新啟動。我有一位好友雖然平日工作繁忙，每到假日都會與太太一起騎腳踏車到外雙溪與基隆河畔，靜靜欣賞觀音山的夕陽，享受大自然賜予的美景，心靈平靜不少。

　　游泳是我的紓壓之道，每當我跳入水中的時候，看見周圍湛藍的水域，可以感受到一股沁入人心的冰涼襲來，彷彿遠離塵世的喧囂，進入天堂秘境一樣，身體全然放鬆下來。游完泳之後，大口呼吸，心跳血流加速，血氧濃度升高，核心體溫增加，即使在寒冬也不覺得冷，反而感到通體舒暢，是很棒的體驗。

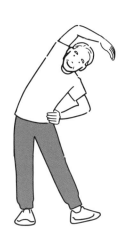

面對排山倒海而來的壓力，我們的大腦要如何抵禦呢？我建議大家：

1 找出原因，試著改變你的生活、工作習慣。若你實在無法離開壓力源，不妨選擇做一些令自己感到喜悅的事，來減輕壓力。

2 建立規律的運動習慣，尤其是有氧運動與肌力訓練可以有效地改善倦怠感。

3 攝取健康的食物及充足水分，確保腸道健康，才能產生對腦部有益的激素。

4 調整生理時鐘，建立規律的睡眠習慣。若你有失眠的問題，可以尋找專科醫師的協助。

5 將雜亂的生活空間或工作環境，整理得井然有序，這會讓心理得到正向回饋。

6 **練習正念減壓（Mindfulness-Based Stress Reduction, MBSR），專注當下，常懷感恩之心。**

近年來，正念減壓（MBSR）和其所衍生的正念認知治療（Mindfulness-based cognitive therapy），被公認對焦慮症或憂鬱症具有良好的治療效果，可以有效降低焦慮症及憂鬱症的嚴重程度，以及憂鬱症復發的機率。

正念減壓是由麻州大學（University of Massachusetts）喬卡巴金教授首先設計的訓練課程 [Kabat-Zinn, 1982]。課程為期八周，每周有 2 到 2.5 小時由老師指導的靜觀練習，每天有四十五分鐘的課後練習，課程後段還安排了一天 7.5 小時的自我靜觀練習，包括覺察呼吸、覺察自己的身體和心中的感受、用意念掃描身體及肢體伸展等。這些練習使人隨時敏銳地覺察當下的感覺，用不批評甚至是接納的態度去看待令人不開心的狀況。久而久之，情緒波動就會逐漸平緩，不再受到外在環境的直觀感受而困擾。

正念減壓是一個既安全又有效的訓練，對焦慮症、憂鬱症、

情緒障礙、慢性疼痛,以及身處在壓力下的人們調適心情很有幫助,幫助我們在認知上有更大的彈性。

　　儘管憂鬱會提高失智症的風險,但重要的是,我們有沒有厚植自己的保護因子。如同前文提到,我們的腦健康是綜合眾多危險因子與保護因子的加總,如果最後保護作用大於危害作用,大腦仍然能維持在健康狀態。在大腦退化前期,護腦的事做對了,就能逆轉腦齡或延緩大腦退化,不用擔心失智症來敲門。

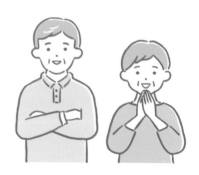

參考資料

● 失智症：一場人類的無聲浩劫

"An Inconvenient Truth （U）". British Board of Film Classification. May 18, 2006. Retrieved December 9, 2016.

World Health Organization 2019. Risk reduction of cognitive decline and dementia: WHO guidelines. ISBN 978-92-4-155054-3.

Livingston G et al. Dementia prevention, intervention, and care: 2020 report of the Lancet Commission. Lancet. 2020 Aug 8;396 （10248）:413-446.

Kivipelto G, Mangialasche F, Ngandu T. Lifestyle interventions to prevent cognitive impairment, dementia and Alzheimer disease. Nat Rev Neurol 2018 Nov;14 （11）:653-666.

● 失智腦，結構大不同

Snowdon DA; Nun Study. Healthy aging and dementia: findings from the Nun Study. Ann Intern Med. 2003 Sep 2;139 （5 Pt 2）:450-4.

Spudich S, Nath A. Nervous system consequences of COVID-19. Science. 2022 Jan 21;375 （6578）:267-269.

● 失智觀測站：三大風險因子

Kivipelto M, Mangialasche F, Ngandu T. Lifestyle interventions to prevent cognitive impairment, dementia and Alzheimer disease. Nat Rev Neurol. 2018 Nov;14 （11）:653-666.

Mukadam N, Sommerlad A, Huntley J, Livingston G. Population

attributable fractions for risk factors for dementia in low-income and middle-income countries: an analysis using cross-sectional survey data. Lancet Glob Health. 2019 May;7（5）:e596-e603.

Livingston G et al. Dementia prevention, intervention, and care: 2020 report of the Lancet Commission. Lancet. 2020 Aug 8;396（10248）:413-446.

Lourida I, Hannon E, Littlejohns TJ, Langa KM, Hyppцnen E, Kuzma E, Llewellyn DJ. Association of Lifestyle and Genetic Risk With Incidence of Dementia. JAMA. 2019 Aug 6;322（5）:430-437.

● 揭開你的過去、現在與未來的黑盒子：腦齡差

Steffener J, Habeck C, O'Shea D, Razlighi Q, Bherer L, Stern Y. Differences between chronological and brain age are related to education and self-reported physical activity. Neurobiol Aging. 2016 Apr;40:138-144.

Elliott ML, Belsky DW, Knodt AR, Ireland D, Melzer TR, Poulton R, Ramrakha S, Caspi A, Moffitt TE, Hariri AR. Brain-age in midlife is associated with accelerated biological aging and cognitive decline in a longitudinal birth cohort. Mol Psychiatry. 2021 Aug;26（8）:3829-3838.

Boyle R, Jollans L, Rueda-Delgado LM, Rizzo R, Yener GG, McMorrow JP, Knight SP, Carey D, Robertson IH, Emek-Sava DD, Stern Y, Kenny RA, Whelan R. Brain-predicted age difference score is related to specific cognitive functions: a multi-site replication analysis. Brain Imaging Behav. 2021 Feb;15（1）:327-345.

Cole, J. H., & Franke, K. Predicting age using neuroimaging: innovative brain ageing biomarkers. Trends in neurosciences 2017 40（12）:681-690

Wang J, Knol MJ, Tiulpin A, Dubost F, de Bruijne M, Vernooij MW, Adams HHH, Ikram MA, Niessen WJ, Roshchupkin GV. Gray matter age prediction as a biomarker for risk of dementia. Proc Natl Acad Sci U S A. 2019 Oct 15;116（42）:21213-21218.

Gaser C, Franke K, Klцppel S, Koutsouleris N, Sauer H; Alzheimer's Disease Neuroimaging Initiative. BrainAGE in mild cognitive impaired patients: predicting the conversion to Alzheimer's disease. PLoS One. 2013 Jun 27;8（6）:e67346.

Tseng WYI, Hsu YC, Kao TW. Brain age difference at baseline predicts CDR change in approximately two years. Journal of Alzheimer's Disease. 2022, in press.

Cole JH et al. Brain age predicts mortality. Mol Psychiatry. 2018 May;23（5）:1385-1392.

●腦年齡的研究：思覺失調症、失智症、正常老化

Franke K, Ziegler G, Klцppel S, Gaser C, ADNI. Estimating the age of healthy subjects from T1-weighted MRI scans using kernel methods: exploring the influence of various parameters. Neuroimage. 2010 Apr 15;50（3）:883-92.

Huang JY, Liu CM, Hwang TJ, Chen YJ, Hsu YC, Hwu HG, Lin YT, Hsieh MH, Liu CC, Chien YL, Tseng WYI. Shared and distinct alterations of the white matter tracts in remitted and nonremitted patients with schizophrenia. Human Brain Mapping, APR 2018,44:S186-S187.

Tseng WYI, Hsu YC, Kao TW. Brain age difference at baseline predicts CDR change in approximately two years. Journal of Alzheimer's Disease. 2022, in press.

Chen CL, Kuo MC, Chen PY, Tung YH, Hsu YC, Huang CWC, Chan WP, Tseng WYI. Validation of neuroimaging-based brain age gap as a mediator between modifiable risk factors and cognition. Neurobiology in Aging, 2022, in press.

●開發人工智慧醫材，解決失智症難題

Buegler M et al. Digital biomarker-based individualized prognosis for people at risk of dementia. Alzheimers Dement（Amst）. 2020 Aug 19;12（1）:e12073.

●阿茲海默症病患的福音：高壓氧治療

Shapira R, Solomon B, Efrati S, Frenkel D, & Ashery U. Hyperbaric oxygen therapy ameliorates pathophysiology of 3xTg-AD mouse model by attenuating neuroinflammation. Neurobiology of aging. 2018;62, 105-119.

Hachmo Y et al.（2020）. Hyperbaric oxygen therapy increases telomere length and decreases immunosenescence in isolated blood cells: a prospective trial. Aging （Albany NY）. 2020 Nov 18;12 （22）:22445-22456.

GBD 2015 Risk Factors Collaborators. Global, regional, and national comparative risk assessment of 79 behavioural, environmental and occupational, and metabolic risks or clusters of risks, 1990-2015: a systematic analysis for the Global Burden of Disease Study 2015. Lancet. 2016 Oct 8;388（10053）:1659-1724.

Spielmann G, McFarlin BK, O'Connor DP, Smith PJW, Pircher H, Simpson RJ. Aerobic fitness is associated with lower proportions of senescent blood T-cells in man. Brain Behav Immun. 2011 Nov;25（8）:1521-9.

Kojima G, Avgerinou C, Iliffe S, Walters K. Adherence to Mediterranean Diet Reduces Incident Frailty Risk: Systematic Review and Meta-Analysis. J Am Geriatr Soc. 2018 Apr;66（4）:783-788.

Ngandu T et al. A 2 year multidomain intervention of diet, exercise, cognitive training, and vascular risk monitoring versus control to prevent cognitive decline in at-risk elderly people（FINGER）: a randomised controlled trial. Lancet. 2015 Jun 6;385（9984）:2255-63.

Blumenthal JA et al. Lifestyle and neurocognition in older adults with cognitive impairments: A randomized trial. Neurology. 2019 Jan 15;92（3）:e212-e223.

Blumenthal JA et al. Longer Term Effects of Diet and Exercise on Neurocognition: 1-Year Follow-up of the ENLIGHTEN Trial. J Am Geriatr Soc. 2020 Mar;68（3）:559-568.

● 顧好心血管，大腦就健康

American Heart Association. Life's Simple 7https://www.heart.org/
en/healthy-living/healthy-lifestyle/my-life-check--lifes-simple-7.

Sacco RL. American Heart Association 2020 goal: achieving ideal
cardiovascular health. J Cardiovasc Med（Hagerstown）. 2011
Apr;12（4）:255-7.

Gorelick PB et al. Defining Optimal Brain Health in Adults: A
Presidential Advisory From the American Heart Association/
American Stroke Association. Stroke. 2017 Oct;48（10）:e284-e303.

● 三大健腦飲食：地中海飲食、得舒飲食、麥得飲食

Estruch R et al. Investigators. 2018 Jun 21;378（25）:e34. Primary
Prevention of Cardiovascular Disease with a Mediterranean Diet:
Supplemented with Extra-Virgin Olive Oil or Nuts. N Engl J Med.
2018 Jun 21;378(25):e34.

● 間歇性斷食，減重又抗老

邱宗勝，〈從身體生理變化看飢餓訓練的可行性〉，《台灣醫界》
（2020）Vol.63, No.11, 32-34。

許育偉，〈間歇性斷食──自然健康減肥法的新希望？〉，《台
北市醫師公會會刊》，2020 年第 64 卷第 7 期，38-45。:

● 攝取魚油增加大腦防禦力

Sala-Vila A et al. DHA intake relates to better cerebrovascular and neurodegeneration neuroimaging phenotypes in middle-aged adults at increased genetic risk of Alzheimer disease. Am J Clin Nutr. 2021 Jun 1;113（6）:1627-1635.

● 咖哩中的薑黃素，健康好處多

Ishita Chattopadhyay et al. Turmeric and curcumin: Biological actions and medicinal applications. CURRENT SCIENCE, VOL. 87, NO. 1, 10 JULY 2004.

Dei Cas M, Ghidoni R. Dietary Curcumin: Correlation between Bioavailability and Health Potential. Nutrients. 2019, 11, 2147.

Portincasa P, Lembo A, de Bari O, Di Palo DM, Maggio A, Cataldo I, Calamita G. The Role of Dietary Approach in Irritable Bowel Syndrome. Curr Med Chem. 2019;26（19）:3512-3520.

Gary WS et al. Memory and Brain Amyloid and Tau Effects of a Bioavailable Form of Curcumin in Non-Demented Adults: A Double-Blind, Placebo-Controlled 18-Month Trial. Am J Geriatr Psychiatry. 2018 Mar;26（3）:266-277.

● 益生菌、維生素 B 群維繫腦健康

Kennedy, DO（2016）. B vitamins and the brain: mechanisms, dose and efficacy -- a review. Nutrients. 2016 Jan 27;8（2）:68.

● **運動健腦機制**

Martland R, Mondelli V, Gaughran F, Stubbs B. Can high-intensity interval training improve physical and mental health outcomes? A meta-review of 33 systematic reviews across the lifespanJ Sports Sci. 2020 Feb;38（4）:430-469.

Li B et al. Interval and continuous exercise overcome memory deficits related to β-Amyloid accumulation through modulating mitochondrial dynamics. Behav Brain Res. 2019 Dec 30;376:112171.

● **快走、有氧運動，提升心肺和認知功能**

Mendez Colmenares A, Voss MW, Fanning J, Salerno EA, Gothe NP, Thomas ML, McAuley E, Kramer AF, Burzynska AZ.White matter plasticity in healthy older adults: The effects of aerobic exercise. Neuroimage. 2021 Oct 1;239:118305.

● **高強度間歇式訓練，增強腦健康**

Ansere VA & Freeman WM. Exercising your mind. Science. 2020;369（6500）, 144-145.

Reynolds G. How exercise may bolster the brain. The New York Times （2020）.

● 桑拿促進血液循環，降低失智症風險

CrinnionWJ. Sauna as a valuable clinical tool for cardiovascular, autoimmune, toxicant- induced and other chronic health problems. Altern Med Rev. 2011 Sep;16（3）:215-25.

Laukkanen T,Kunutsor S, Kauhanen J, Laukkanen JA. Sauna bathing is inversely associated with dementia and Alzheimer's disease in middle-aged Finnish men. Age Ageing. 2017 Mar 1;46（2）:245-249.

● 學習能活化大腦，延緩失智

Wilson RS, Wang T, Yu L, Grodstein F, Bennett DA, Boyle PA. Cognitive Activity and Onset Age of Incident Alzheimer Disease Dementia. Neurology 2021 Aug 31;97（9）:e922-e929.

● 熬夜傷腦，養成良好的睡眠習慣

Fultz NF, Bonmassar G, Setsompop K, Stickgold RA, Rosen BR, Polimeni JR, Lewis LD. Coupled electrophysiological, hemodynamic, and cerebrospinal fluid oscillations in human sleep. Science. 2019 Nov 1;366（6465）:628-631.

Xie L, Kang H, Xu Q, Chen MJ, Liao Y, Thiyagarajan M, O'Donnell J, Christensen DJ, Nicholson C, Iliff JJ, Takano T, Deane R, Nedergaard M. Sleep drives metabolite clearance from the adult brain. Science. 2013 Oct 18;342（6156）:373-7.

Taoka T, Masutani Y, Kawai H, Nakane T, Matsuoka K, Yasuno F, Kishimoto T, Naganawa S. Evaluation of glymphatic system activity with the diffusion MR technique: diffusion tensor image analysis along the perivascular space（DTI-ALPS）in Alzheimer's disease cases. Jpn J Radiol. 2017 Apr;35（4）:172-178.

Siow TY, Toh CH, Hsu JL, Liu GH, Lee SH, Chen NH, Fu CJ, Castillo M, Fang JT. Association of Sleep, Neuropsychological Performance, and Gray Matter Volume With Glymphatic Function in Community-Dwelling Older. Neurology. 2021 Dec 14;10.1212.

● 心理的傷，大腦都知道

Holmquist S, Nordstrum A, Nordstrum P. The association of depression with subsequent dementia diagnosis: A Swedish nationwide cohort study from 1964 to 2016. PLoS Med. 2020 Jan 9;17（1）:e1003016.

Brenowitz WD, Zeki Al Hazzouri A, Vittinghoff E, Golden SH, Fitzpatrick AL, Yaffe K. Depressive Symptoms Imputed Across the Life Course Are Associated with Cognitive Impairment and Cognitive Decline. J Alzheimers Dis. 2021;83（3）:1379-1389.

Gimson A, Schlosser M, Huntley JD, Marchant NL. Support for midlife anxiety diagnosis as an independent risk factor for dementia: a systematic review. BMJ Open. 2018 Apr 30;8（4）:e019399.

Kabat-Zinn J. An outpatient program in behavioral medicine for chronic pain patients based on the practice of mindfulness meditation: theoretical considerations and preliminary results. Gen Hosp Psychiatry. 1982; 4（1）:33–47.

Richmond-Rakerd L, D'Souza S, Milne BJ, Caspi A, Moffitt TE.

Longitudinal associations of mental disorders with dementia: 30-year analysis of 1.7 million New Zealand citizens. JAMA Psychiatry. 2022 Feb 16;e214377.

Singh-Manoux A, Yerramalla MS, Sabia S, Kivimдki M, Fayosse A, DugravotA, Dumurgier J. Association of big-5 personality traits with cognitive impairment and dementia: a longitudinal study. J Epidemiol Community Health. 2020 Oct;74（10）:799-805.

Terracciano A, Iacono D, O'Brien RJ, Troncoso JC, An Y, Sutin AR, Ferrucci L, Zonderman AB, Resnick SM. Personality and resilience to Alzheimer's disease neuropathology: a prospective autopsy study. Neurobiol Aging. 2013 April ; 34（4）: 1045–1050.

Terracciano A, Bilgel M, Aschwanden D, Luchetti M, Stephan Y, Moghekar AR, Wong DF, Ferrucci L, Sutin AR, and Resnick SM. Personality associations with amyloid and tau: results from the Baltimore longitudinal study of aging and meta-analysis. Biol Psychiatry. 2022 Feb 15;91（4）:359-369.

圖片來源：上頂醫學影像科技公司、美國國家海洋暨大氣總署（NOAA）

身體文化 174

養腦，不養老：
腦科學家的逆齡健康法

作者　　　　曾文毅
責任編輯　　沈敬家
校對　　　　劉素芬
封面設計　　走路花工作室
內頁排版　　江麗姿

總編輯　　　龔橞甄
董事長　　　趙政岷
出版者　　　時報文化出版企業股份有限公司
　　　　　　108019 臺北市和平西路三段二四〇號四樓
　　　　　　發行專線　02-2306-6842
　　　　　　讀者服務專線　0800-231-705・02-2304-7103
　　　　　　讀者服務傳真　02-2304-6858
　　　　　　郵撥 19344724　時報文化出版公司
　　　　　　信箱 10899　臺北華江橋郵局第 99 信箱
時報悅讀網　www.readingtimes.com.tw
法律顧問　　理律法律事務所陳長文律師、李念祖律師
印刷　　　　華展印刷有限公司
初版一刷　　2022 年 8 月 12 日
初版五刷　　2024 年 7 月 2 日
定價　　　　350 元
缺頁或破損的書，請寄回更換

養腦，不養老：腦科學家的逆齡健康法 / 曾文毅著．
-- 初版 . -- 臺北市 : 時報文化出版企業股份有限公司, 2022.08
面；　公分 --（身體文化；174）

　ISBN　978-626-335-629-0（平裝）
1.CST: 失智症 2.CST: 健腦法

415.934　　　　　　　　　　　111009327

ISBN 978-626-335-629-0
Printed in Taiwan